带你的孩子远离过敏

罗云涛　主编

黑龙江科学技术出版社
HEILONGJIANG SCIENCE AND TECHNOLOGY PRESS

图书在版编目（CIP）数据

带你的孩子远离过敏 / 罗云涛主编 . -- 哈尔滨：
黑龙江科学技术出版社 , 2023.11

ISBN 978-7-5719-2114-9

Ⅰ . ①带… Ⅱ . ①罗… Ⅲ . ①小儿疾病—变态反应病
—防治 Ⅳ . ① R725.9

中国国家版本馆 CIP 数据核字 (2023) 第 173659 号

带你的孩子远离过敏
DAI NI DE HAIZI YUANLI GUOMIN
罗云涛　主编

出　　版	黑龙江科学技术出版社
出 版 人	薛方闻
地　　址	哈尔滨市南岗区公安街 70-2 号
邮　　编	150007
电　　话	（0451）53642106
网　　址	www.lkcbs.cn

责任编辑　马远洋

设　　计　深圳·弘艺文化 HONGYI CULTURE

印　　刷	三河市祥达印刷包装有限公司
发　　行	全国新华书店
开　　本	710mm×1000mm　1 / 16
印　　张	11
字　　数	160 千字
版次印次	2023 年 11 月第 1 版　2023 年 11 月第 1 次
书　　号	ISBN 978-7-5719-2114-9
定　　价	45.00 元

前言

　　随着社会经济的发展和生活方式的转变，儿童过敏性疾病也变成了孩子最常见的慢性疾病，如湿疹、荨麻疹、特应性皮炎、食物过敏、过敏性鼻炎、过敏性哮喘、过敏性咳嗽等，而且其患病率还在不断增长。

　　过敏是深入到人体免疫系统，甚至深入到某些细胞的一种特异性反应，而过敏性疾病是人体免疫系统对外界普遍环境刺激发生异常免疫反应的疾病状态。过敏的表现多种多样，而且过敏原无处不在，我们每天呼吸的空气、吃的食物、看到的美丽花园，或家门口的几棵树，都可能让孩子的皮肤发痒、起疹子，或者出现咳嗽、鼻塞、打喷嚏、心悸，甚至呼吸困难等过敏症状。

　　小儿由于自身抵抗力差、家长不科学的喂养观念和不适当的喂食方式等多方面因素，已成为过敏的多发群体，呈现出起病年龄早、病程时间长、症状易反复、治疗难痊愈的特点，不但影响孩子身体的正常发育，还影响家庭的生活质量。

　　对于一些常见的过敏症状或过敏性疾病，有些家长能够及时发现征兆，并及早带孩子到医院进行治疗，从而让孩子少受罪；而有些对过敏及过敏性疾病没有太多认识的家长，在遇到孩子出现过敏症状或过敏性疾病时，并不能将这些症状或疾病同一些普通的症状或疾病区别开来，以致不能及时发现孩子病痛的真正原因，而让孩子在治疗的路上多走了许多弯路。如果在儿童阶段的过敏没有得到有效治疗、管理和防控，将有可能为孩子成年阶段的慢性疾病埋下隐患。

如今，有过敏症状的孩子越来越多，如何防治孩子过敏已经成为全世界极为关注的公共健康问题之一。到目前为止，医学上还没有一种方法能够彻底帮助易过敏的人群摆脱过敏，不过家长可以通过日常的科学饮食和生活细节照护，帮助孩子远离过敏、缓解过敏症状、提高生活质量，因此我们精心编写了这本书。在本书中，我们以生活中常见的过敏症状及过敏性疾病为重点，详细介绍过敏的知识，帮助广大家长认识过敏的真相；从科学、严谨、实用的角度，给各位家长提供饮食、运动等生活方面的预防过敏的方法，并结合临床治疗过敏性疾病的原则及对症用药，集合推拿、艾灸等中医理疗法来辅助治疗过敏，并教给家长们运用正确的方法来护理过敏的孩子，使更多过敏的孩子能够改善过敏体质，减少过敏带来的痛苦。

希望家中有过敏孩子的家长能通过本书，掌握一些过敏的基础知识及治疗护理之法，与医生密切配合，助力孩子早日摆脱过敏的纠缠，享受健康幸福的生活。

在这里需要提醒大家注意，穴位按摩、艾灸等方法要遵循医嘱，在专业医师的指导下进行。

目录

• 第一章 了解过敏，才能更好地应对过敏 •

01 过敏是怎么发生的 002
与过敏有关的名词 002
免疫系统的作用 003
过敏的三种类型 004
02 特禀体质与过敏 006
特禀体质的特点 006
过敏的根源——肺、脾、肾虚 007
中医治疗过敏的原则 008
03 过敏有哪些表现 010
04 如何判断孩子是不是过敏体质 011
05 哪些孩子更容易过敏 013
有家庭过敏史的孩子 013
妈妈在孕期饮食不当的孩子 014
喂养不当的孩子 014
脾胃功能不佳的孩子 015
胃肠细菌感染的孩子 015
生活环境不卫生的孩子 015
周围环境过于干净的孩子 016
出生在冬春季节的孩子 016
06 过敏原有哪些 017
吸入性过敏原 017
自身组织抗原 021
食入性过敏原 021
接触性过敏原 022

07 过敏原检测的常用方法有哪些   026

用氨基酸配方奶粉来诊断牛奶过敏   026

IgE 血液检测   026

皮肤点刺试验   027

08 为什么孩子越来越容易过敏   028

现在很多孩子都过早添加配方奶粉   028

大环境里过度使用消毒剂   029

给孩子频繁使用抗生素   029

剖宫产的孩子越来越多   030

环境质量变差   030

进口食品越来越多   031

09 不同年龄段的孩子过敏原有哪些不同   032

6 个月以下婴儿：牛奶蛋白过敏   032

6 ~ 12 个月婴儿：食物过敏   032

1 ~ 2 岁幼儿：食物过敏、吸入性过敏、接触性过敏   033

3 ~ 6 岁学龄前儿童：吸入性过敏、接触性过敏   033

7 岁以上儿童：吸入性过敏   033

• 第二章 孩子食物过敏早知道早预防 •

01 什么是食物过敏   036

食物过敏的过程   036

致敏和过敏   037

是什么食物引起了过敏   038

02 食物过敏反应的特点   039

食物过敏与进食密切相关   039

食物过敏主要的三种表现   040

03 分清食物过敏与食物不耐受   043

什么是食物不耐受   043

食物不耐受的原因 043

食物过敏和食物不耐受的区别 044

04 常见的过敏食物有哪些 **046**

牛奶 046

鸡蛋 049

花生和树生坚果 051

鱼和甲壳贝类 052

大豆 053

小麦、麸质 054

05 婴儿食物过敏 **055**

为什么婴儿更容易食物过敏 055

从第一口母乳开始预防过敏 056

坚持 6 月龄内纯母乳喂养 056

母乳不够怎么办 057

避免错误的母乳方式 058

母乳过敏怎么办 059

配方奶粉怎么添加 059

添加辅食一定要关注食物过敏 060

3 岁之前不要给孩子吃大人的饭菜 062

平衡营养与防过敏 063

06 食物过敏了怎么办 **064**

找出食物过敏原 064

对症治疗食物过敏 065

对因治疗食物过敏 065

益生菌治疗食物过敏 066

躲避疗法治过敏 068

补充维生素 C 068

07 积极预防食物过敏 **070**

延长母乳的喂养时间 070

注意易过敏食物的引入时间　　　　　　　070

尽量避开儿童零食　　　　　　　　　　　071

学会看食品标签　　　　　　　　　　　　071

少吃加工食品　　　　　　　　　　　　　072

记录孩子的过敏食物清单　　　　　　　　073

食物过敏的孩子外出就餐的注意事项　　　073

合理选择花生烹饪的方式　　　　　　　　075

• 第三章　皮肤过敏并非小事 •

01 什么是皮肤过敏　　　　　　　　　　**078**

皮肤的结构　　　　　　　　　　　　　　078

皮肤过敏的原因　　　　　　　　　　　　079

02 "调皮"的荨麻疹真让人头痛　　　　**080**

荨麻疹的症状　　　　　　　　　　　　　080

特殊类型荨麻疹　　　　　　　　　　　　081

荨麻疹的病因　　　　　　　　　　　　　081

荨麻疹的饮食注意　　　　　　　　　　　082

荨麻疹的居家防护　　　　　　　　　　　082

荨麻疹对症用药　　　　　　　　　　　　084

荨麻疹中医疗法　　　　　　　　　　　　084

03 湿疹要怎么护理　　　　　　　　　　**086**

湿疹的症状　　　　　　　　　　　　　　086

对症用药治疗湿疹　　　　　　　　　　　087

湿疹的饮食注意　　　　　　　　　　　　087

湿疹的居家防护　　　　　　　　　　　　087

中医疗法治疗湿疹　　　　　　　　　　　088

04 过敏性皮炎好痒啊，怎么办　　　　　**090**

为什么会发生过敏性皮炎　　　　　　　　090

过敏性皮炎的治疗原则　091

过敏性皮炎的饮食注意　091

过敏性皮炎的居家防护　092

中医推拿缓解过敏性皮炎　094

05 过敏性结膜炎怎么护理?　**095**

过敏性结膜炎的症状　095

过敏性结膜炎的饮食注意　096

过敏性结膜炎的居家防护　097

过敏性结膜炎要对症使用抗过敏滴眼剂　098

• 第四章　呼吸系统过敏性疾病如何防治 •

01 了解呼吸系统　**102**

02 孩子咳嗽老不好，可能是过敏　**103**

过敏性咳嗽的症状　103

过敏性咳嗽的饮食注意　104

过敏性咳嗽的生活照护　104

中医疗法治疗过敏性咳嗽　105

03 过敏性鼻炎怎么护理　**107**

喷嚏不断，可能和感冒无关　107

过敏性鼻炎的居家防护　108

中医推拿缓解过敏性鼻炎　109

04 过敏性哮喘怎么护理　**110**

过敏性哮喘的症状　110

过敏性哮喘的饮食注意　110

过敏性哮喘的居家防护　111

中医疗法缓解过敏性哮喘　112

01 对于过敏，预防比治疗更重要   **116**

学龄儿童的防敏养护   117

根据季节特点预防过敏   119

02 常用的治疗过敏的方法有哪些   **123**

脱敏疗法   123

抗过敏治疗   123

03 过敏孩子的饮食注意事项   **125**

根据体质来选择抗过敏食物   125

忌食生冷食物和发物   136

04 提高孩子免疫力，预防过敏   **137**

过敏体质与免疫力   137

坚持母乳喂养有利于提高孩子免疫力   139

养成规律的生活习惯   140

孩子衣着要柔软、衣物应勤换洗   141

孩子洗澡避免用刺激性肥皂和沐浴露   143

洗澡后给孩子涂抹安全的护肤品   144

注意个人卫生   145

孩子的玩具要经常清洗   146

避免太阳直射引起紫外线过敏   148

对孩子进行体质训练   148

控制体重，有助于缓解过敏性哮喘   149

05 中医推拿、艾灸抗过敏   **150**

推拿通经络，过敏不再来袭   150

艾灸温养气血，助力抗过敏   151

百会穴改善过敏引起的头痛   153

太阳穴宁神醒脑、通络止痛   153

迎香穴祛风通窍、理气止痛　154

膻中穴宽胸理气、止咳平喘　154

神阙穴培补正气、健运脾胃　155

曲池穴调理肠胃、祛风止痒　155

风池穴升阳祛风、提神醒脑　156

肺俞穴调补肺气、理气平喘　156

脾俞穴健脾化湿，改善过敏体质　157

肾俞穴培补肾元，增强体质　157

血海穴健脾化湿、调经统血　158

足三里穴通经活络、扶正祛邪　158

06 坚持运动增强体质，预防过敏　159

每天运动 1 小时　159

散步促进血液循环，增强体质　160

慢跑增强呼吸功能，预防鼻过敏　161

游泳增加肺活量，增强免疫力　161

跟孩子一起踢球，增强孩子抵抗力　162

跳跃促进心肺功能　163

教孩子跳绳，促进新陈代谢　164

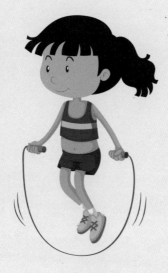

过敏就是人体的免疫系统功能失调时，在过敏原的刺激下，出现不正常的免疫反应，包括生理功能紊乱（如腹泻、恶心、呕吐）或组织细胞损伤（如湿疹、荨麻疹等）。孩子的免疫状况具有特殊性，与成人有明显的不同。相对来说，孩子比成人更容易发生过敏，主要是因为孩子接触抗原较少，没有建立免疫记忆。

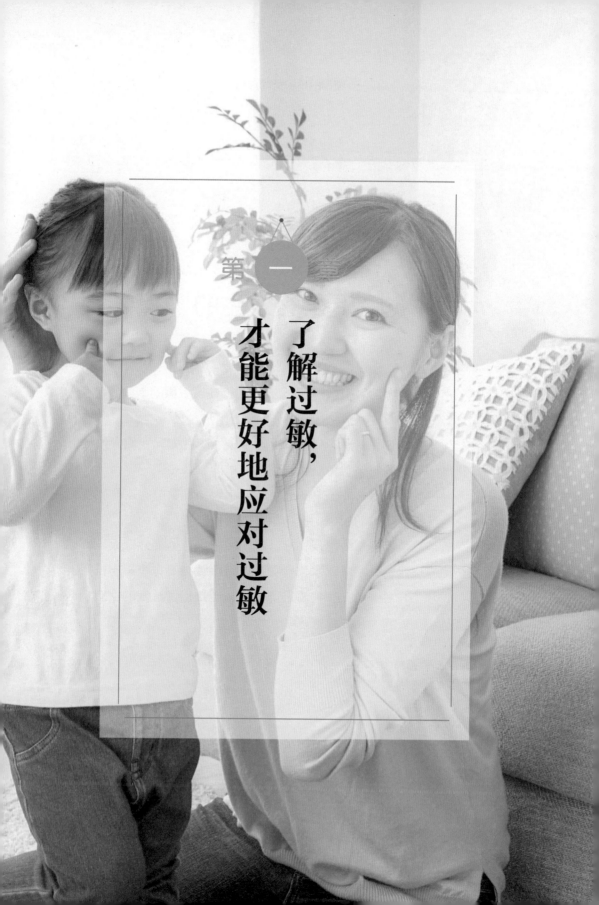

第一章

了解过敏，才能更好地应对过敏

过敏是怎么发生的

　　过敏就是当人体免疫系统功能过强或亢进时，在过敏原的刺激下，发生的一种免疫变态反应。

　　每个人自身都有一套完整的免疫系统，免疫系统就如同我们人体的保护罩，保护身体不受到伤害。免疫系统有一种本能，就是区分"自己"和"非己"，保护身体免受"非己"的危害。当病毒、细菌等有害物质侵袭人体时，免疫系统就会行动起来，把这些有害物质赶走，避免它们对人体产生危害。但是如果免疫系统出现异常，过于敏感，"警惕性"太高，把一些原本无害的东西，如空气、水、食物及日常接触物等，也看作是有害的"非己"成分，并对这些无害物质进行排斥，还做出了过度的反应，这就是过敏反应。

与过敏有关的名词

过敏原

　　过敏原又称变应原、过敏物、致敏原、致敏物，是指能够使人发生过敏的物质，如食物、真菌、花粉、药物、冷、热、精神压力等。

抗原

抗原是指能刺激机体产生抗体和致敏淋巴细胞，并且与它们结合导致特异性反应的物质。

抗体

抗体是指机体免疫活性细胞受抗原刺激后，在血清和体液中产生的一种能与相应抗原发生特异性反应的免疫球蛋白。抗体有一个特征，即能识别对应的抗原，具有一对一的关系。

脱敏

脱敏是一种专门用于治疗特定过敏原所致Ⅰ型超敏反应的方法，即让孩子少量接触过敏原，稍微刺激致敏细胞，但又不引发明显的过敏症状，在短时间内让孩子多次接触，从而逐渐耗尽致敏细胞的致敏能力，达到消除机体致敏状态的目的。

免疫系统的作用

人体免疫和过敏之间的联系非常紧密。人体免疫就像一把双刃剑，既能保护我们的身体，有时候又会因为保护过度而发生过敏，给身体带来麻烦、痛苦甚至是危险。免疫是我们身体的一种生理性保护机制，主要目的就是识别自身、排除异己。

防御感染

当外面的病毒、细菌等有害物质侵袭人体的时候，免疫系统就会把它们赶走。比如感冒病毒侵袭人体，我们的免疫系统就会发动，用尽全力来消灭入侵的病毒。免疫系统中的中性粒细胞，主要靠吞噬作用吞噬病原体，然后用各种酶把病原体消化掉，把大量病毒排出体外。

识别和清除突变细胞

所谓突变细胞，是指人体细胞在外界环境的影响下，遗传物质改变，细胞形态异常，而这种异常大概率会导致癌变。如果人体内部有了病毒、肿瘤等异常情况，我们的免疫系统就会积极发动起来。如果免疫功能失调，就会导致异常的免疫反应，而过敏就是异常免疫反应的一种。

过敏的三种类型

根据过敏发生机理的不同，过敏分为IgE（免疫球蛋白E）介导、非IgE介导和IgE—非IgE联合介导三种类型。

IgE介导

在我们的身体内部，淋巴细胞负责主要的免疫工作，而这些淋巴细胞又分为B细胞和T细胞。其中，B细胞受到外来刺激的时候会产生不同的免疫抗体，也被称为免疫球蛋白。免疫球蛋白分为免疫球蛋白A（IgA）、免疫球蛋白G（IgG）、免疫球蛋白M（IgM）和免疫球蛋白E（IgE）。

当我们的身体受到外来刺激的时候，IgA、IgG和IgM是负责抗感染的，而IgE则会刺激人体内的肥大细胞，使肥大细胞破溃，释放出组织胺，组织胺会直接引发瘙痒、咳嗽等过敏反应。这种由IgE引发的过敏反应，我们称之为"IgE介导"，属于急性过敏。

IgE主要由鼻咽、扁桃体、气管和胃肠道黏膜下固有层淋巴组织中的浆细胞产生，而这些部位也是最容易引发过敏反应的部位。IgE介导的过敏反应有局部的过敏反应，也有全身的过敏反应。局部的过敏反应有：呼吸道过敏反应，如过敏性哮喘、过敏性鼻炎等；消化道过敏反应，如恶心、呕吐、腹泻等；皮肤过敏反应，如荨麻疹、湿疹等。全身性的过敏反应包括药物过敏性休克、血清过敏性休克等。

IgE介导的过敏反应有快有慢。快速发生的反应通常在接触过敏原后数秒之内发生，可持续数小时，表现为毛细血管扩张、血管通透性增强、平滑肌收缩、腺体分泌增加，如荨麻疹、血管神经性水肿等；相对较慢的反应发生在过敏原刺激之后的4～6小时，可持续好几天，表现为局部炎症反应，如鼻炎、眼结膜炎、哮喘等。

食物过敏多数都是属于IgE介导的过敏。

非IgE介导

非IgE介导的过敏由嗜酸性粒细胞、T细胞等介导参与，大多发病缓慢，遇到过敏原后48～72小时才发病，属于慢性过敏，多表现为消化道不适，类似肠炎。由于非IgE介导的过敏现在暂时缺乏公认的诊断标准和特异性的检测方法，所以非常容易漏诊、误诊。

IgE—非IgE联合介导

IgE—非IgE联合介导的过敏集合了上面两种过敏的特点，发病有时候很急，多数时候较慢，通常在再次接触过敏原后24～72小时出现，多表现为特异性皮炎（湿疹）和肠胃不适。（引起IgE—非IgE联合介导过敏的过敏原主要有胞内寄生菌、病毒、寄生虫以及化学物质。它引起组织损伤的机制是巨噬细胞和淋巴细胞的局部浸润、活化以及细胞因子的产生。）

特禀体质与过敏

中医将人的体质分为九种类型：平和质、气虚质、阳虚质、阴虚质、痰湿质、湿热质、血瘀质、气郁质、特禀质。

其中，特禀体质是指由于先天禀赋不足和禀赋遗传等因素造成的一种特殊体质，包括先天性、遗传性的生理缺陷与疾病、过敏反应等。由此可知，在中医中，特禀体质其实包括了我们常说的过敏体质。

特禀体质的特点

特禀体质者先天失常，以生理缺陷、过敏反应等为主要特征。过敏体质者一般无特殊的形体特征；而先天禀赋异常者或有畸形，或有生理缺陷。过敏体质者常见哮喘、风团、咽痒、鼻塞、喷嚏等；患遗传性疾病者有垂直遗传、先天性、家族性特征；患胎传性疾病者具有母体影响胎儿个体生长发育及相关疾病特征。

医学上一般将容易发生过敏反应和过敏性疾病而又找不到发病原因的人称为"过敏体质"。当孩子具有过敏性体质时，会更加容易发生过敏性疾病，包括湿疹、过敏性鼻炎、支气管哮喘等；还可能对其他具体物质产生过敏，比如金属过敏、花粉过敏、药物过敏等。

过敏的根源——肺、脾、肾虚

中医认为，过敏主要是因为肺、脾、肾三脏功能失调引起的。北宋医家钱乙在《小儿药证直诀》中指出："（小儿）五脏六腑成而未全，全而未壮，脏腑柔弱，易虚易实，易寒易热。"明代医家万全通过长期临床探索，总结出"（小儿）五脏之中肝有余，脾常不足肾常虚，心热为火同肝论，娇肺遭伤不易愈"的特点。因而，小儿脾常不足、肾常虚、肺伤不易愈，这样的体质特点导致小儿比成人更易过敏。

肺伤不易愈

肺为娇脏，为五脏之华盖，掌管人体的卫外之气，易伤难调。当外邪入侵时，最先伤的就是肺，加之小儿脾气不足，而肺脾相生，脾虚则肺亦弱，因此小儿肺虚不足的表现也很明显。

脾常不足

脾胃为后天之本，小儿的生长发育全依赖脾胃的生化滋养。但小儿正处于快速生长发育阶段，对水谷精微的需要迫切，所以小儿脾胃就经常处于"供"不应"求"的状态，如果家长不注重调理养护，就很容易出现脾胃失调的病症，如消化不良、食欲缺乏、积食、便秘、腹泻等。脾的运化功能失调还会引发食物过敏。

肾常虚

肾为先天之本、五脏之根，小儿肾精禀受于父母，出生之后又依赖于水谷精气的滋养，随着年龄的增长，肾气才会逐渐充盛。肾负责调节体内水液代谢，一旦肾脏代谢失调，就会加重过敏反应。因此，孩子年龄越小，肾亏不足的表现就越为突出。

也正如《素问·评热病论》中所言"邪之所凑，其气必虚"，意思是说，发生过敏反应的主要原因是元气不足给了外邪可乘之机。所以，过敏的本质是元气不足，其根源则为肺、脾、肾虚。因此，特禀体质的人养生时，一定要顺应气候、顺应四时，以适应天气冷热变化，更要避免接触致敏物质。家长在帮助孩子预防过敏时，不妨也多调理孩子的肺、脾、肾，增强其功能，从而改善过敏体质。

中医治疗过敏的原则

中医治疗过敏性疾病具有疗效好、疗效持续时间较长的特点。根据前文所述，过敏的本质是元气不足，过敏的根源为肺、脾、肾虚，因此在治疗过敏性疾病时，其治疗原则也与此相应。

健脾补肺为主

遇冷风就打喷嚏、流清涕，为卫气虚而不能抵御外邪，治以补气为主。肺主气、司呼吸，脾为气血生化之源，健脾补肺能使气血充盈，增强抗病能力。

调和营卫为法

过敏性疾病常表现为腠理开合失常，治疗以调和营卫为主。营卫是营气和卫气的统称，二者都生于水谷，源于脾胃，出于中焦、上焦。营气可以营养周身，而卫气可以温养内外，二者缺一不可。所以在平时，家长要给孩子多吃营养丰富的食物，适当锻炼，有助于营气和卫气发挥功能，强身健体。

补肾固肾为本

肾主藏精，孩子如果肾气不足、肾精不固，则抗病能力低，易发作过敏性疾病。要补肾，首先就要固好肾气，日常可让孩子适当食用补肾益气的食物。肾气充足才能固本培元，让孩子身体更强壮，从而减少过敏性疾病的发生。

急则治其标，缓则治其本

过敏性疾病，如支气管哮喘、过敏性鼻炎，发作期治疗以散风、止痒、脱敏、抗菌、解痉、平喘、通窍为主；而在病情静止期，主要以健脾补肾为主。

中医临床所见，过敏体质的孩子多是"特禀质"。根据孩子的禀赋差异辨证治疗，可以改善孩子对过敏原的敏感性，使孩子再暴露于相关过敏原时，发作症状明显减轻或不发病。吸入性过敏多为肺卫气虚，以补益肺卫为主；食入性过敏多为脾虚湿盛，以健脾化

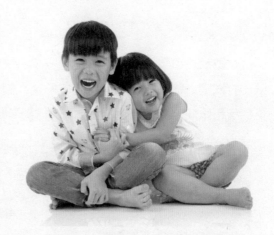

湿为主；过敏性紫癜多为血热瘀阻，以行气活血为主；若过敏病程较久，多为肾气不足，以健脾补肾为主。

除了常规的中药、针灸、拔罐等治疗方式外，近年来为越来越多家长所熟知的三伏贴和三九贴药物外治法，在一定程度上也能调理孩子的过敏体质，改善过敏症状。中医根据天人相应的原理，在季节转换的节点——夏季三伏以及冬季三九，择时外治。即将渗透性强的特定药物贴敷孩子体表的特定穴位，辅以离子导入法，使药物沿"腧穴→经络→脏腑"途径渗透并放大药效。通过冬夏有序的治疗，顺势调节孩子自身的阴阳，调节肺、脾、肾等脏腑功能，调节"神经－内分泌－免疫系统"轴，扶助正气、抗御病邪，抑制机体过敏状态。

过敏有哪些表现

　　过敏反应可累及孩子身体里的多个系统，涉及身体的各个部位，并不局限于打喷嚏、流鼻涕、鼻痒、起疹子这么简单。以下表格中是孩子过敏的常见症状和体征，供家长们参考，以进行初步判断。

组织或器官	常见症状和体征
呼吸道	刺激性咳嗽、白色泡沫痰、喘息、呼吸困难、鼻翼翕动、呼吸急促、发绀
鼻	喷嚏、瘙痒、交替性鼻塞、分泌物增多、流水样鼻涕、嗅觉减退、黏膜苍白水肿等
咽喉	咽喉痒、异物感、干咳、咽痛、夜间咳嗽、声音沙哑、咽充血、黏膜肿胀等
口腔	口唇水肿皲裂、黏膜溃疡、流口水、舌肿等
眼睛	眼痒、流泪、灼热感、眼痛、怕光、异物感、肿胀、分泌物、结膜充血、眼眶周围水肿、视力下降、眼晕等
耳朵	耳痒、分泌物、耳鸣、耳痛、发胀、听力减退、耳道湿疹等
消化	恶心、呕吐、打嗝、泛酸、腹泻、腹痛、腹胀、便秘、胃痛、便血、肛门黏膜水肿、肛门瘙痒等
皮肤	各种皮疹、瘙痒、出血、紫癜、色素沉着等
神经系统及全身	暴躁、焦虑、夜晚易醒、啼哭、头痛、肌肉及关节酸痛、易怒、过于好动、体重增加缓慢等

如何判断孩子是不是过敏体质

当孩子属于过敏性体质时，不仅容易发生过敏性疾病，如湿疹、过敏性鼻炎、支气管哮喘等，还可能对其他过敏原发生过敏，如花粉过敏、尘螨过敏等。家长可以通过下面的测试来对孩子的情况进行初步的判断。

孩子是否具有以下症状	出现情况		
你或你的爱人或孩子的爷爷、奶奶、外公、外婆有过敏史	是		否
皮肤患有湿疹或脂溢性皮炎	是		否
皮肤出现红色斑疹、疙瘩，有瘙痒	经常	偶尔	否
皮疹发生于肘部、膝部、四肢、全身等，常为对称性发作	经常	偶尔	否
经常揉眼睛，早上起床流鼻涕、抠鼻孔、打喷嚏、鼻塞	经常	偶尔	否
多汗、多动、夜惊、易感冒	经常	偶尔	否
常无故咳嗽，咳嗽呈阵发性干咳，或有少量白色泡沫样痰	经常	偶尔	否
大笑或较剧烈活动后，孩子会咳嗽	经常	偶尔	否
吸入烟雾或油漆等刺激气味时咳嗽会加重，常在晚上或凌晨发作	经常	偶尔	否
晚上睡觉刚睡下的半小时到两小时容易出汗	经常	偶尔	否

上楼梯不愿意走，容易气喘，要求父母抱	经常	偶尔	否
睡觉咬牙、说梦话、流口水，甚至打呼噜	经常	偶尔	否
早上起来口臭，喝水或刷牙后消失	经常	偶尔	否
肚子痛、肚子胀、消化不良，好动，发脾气	经常	偶尔	否
注意力不集中，记忆力差，感到疲倦，四肢乏力	经常	偶尔	否

如果以上情况中孩子出现三种以上，就可初步判断为过敏体质，需要到正规医院进行进一步检查。一旦确定过敏原，家长平时要注意让孩子避开过敏原。

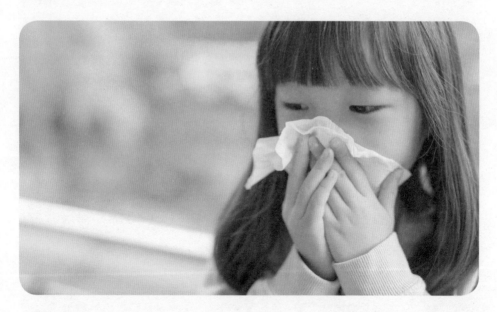

05

哪些孩子更容易过敏

婴幼儿由于免疫系统发育不成熟，相比成人来说更容易发生过敏。但是有些家长难免疑惑：为什么有的孩子看起来健壮却经常过敏，有的孩子体质弱反而不过敏？哪些孩子容易发生过敏呢？

有家庭过敏史的孩子

过敏不会传染，但却会遗传。根据研究显示，过敏有很强的家庭遗传性，通常家长有过敏体质，孩子过敏的概率就非常高。食物过敏可以遗传，而且遗传因素在食物过敏的发病过程中起主要作用。大部分有严重食物过敏的孩子，在其家族中可以找出一个或多个有过敏体质的人，比如有可能妈妈对花粉过敏、爸爸有过敏性鼻炎、奶奶患哮喘等。但是在同一家族内的过敏体质者不一定会出现相同的症状或同样的过敏性疾病，也就是说，孩子不一定与其他家族成员患同一种过敏性疾病。

家庭中如果有以下三种情况，孩子过敏的概率就会明显高于其他孩子：

- 父母中一方患过敏性疾病，其子女患过敏性疾病的概率为 60%。
- 如果妈妈有过敏史，孩子过敏的概率远远大于爸爸有过敏史。
- 父母双方均患有过敏性疾病，其子女患过敏性疾病的概率可高达 80%。

妈妈在孕期饮食不当的孩子

本身有食物过敏的准妈妈，如果在怀孕期间对过敏食物不加以限制，那么她们的孩子在出生后发生食物过敏的危险性可能会大大增加。过敏体质的准妈妈在怀孕期间应尽量避免摄入可能引起过敏的食物，这有助于减少胎儿发展成过敏体质的可能，例如少吃海鲜、坚果等易引起过敏的食物，以及在身体状况允许的情况下避免服用不必要的安胎药。

喂养不当的孩子

研究发现，纯母乳喂养6个月以上的婴儿患哮喘、过敏性皮炎和过敏性鼻炎的危险性显著降低，说明母乳喂养能够保护婴儿免受多种过敏性疾病的侵扰，而这种保护作用可持续到2岁以上。但要注意的是，多种食物蛋白可通过母乳传递使婴幼儿产生过敏反应，如果过敏体质的妈妈在哺乳期间食用致敏食物，孩子就有可能会遭受间接的食物过敏反应。

宝宝出生后，如果首先进行的是非母乳喂养，或者过早接触牛奶蛋白，或者添加辅食不合理，使易过敏的食物过早地刺激宝宝脆弱的肠胃，则容易导致宝宝发生食物过敏。6个月内添加辅食的孩子发生食物过敏的危险性是6个月以后添加辅食孩子的1.35倍。通常说的"奶癣"，即未断奶的孩子出现湿疹、瘙痒等皮肤症状，多半都是食物过敏造成的。有些孩子由于各种各样的原因不得不采用混合喂养或人工喂养，对其中的食物过敏高危儿来说，喂养水解配方奶可有效降低食物过敏的发生率或减轻症状。因此，合理喂养对预防宝宝过敏非常重要。

脾胃功能不佳的孩子

肠道菌群失调是引起孩子食物过敏的一个重要原因。正常情况下，肠道菌群的组成保持着相对稳定，对机体健康起着非常重要的作用，但在某些状况下，这种稳定会被打破，出现菌群失调。手术、胃肠炎、早产儿胃肠发育不成熟等都可破坏胃肠道黏膜，使其萎缩、受到破坏、通透性改变，导致食物中有抗原性的大分子降解物被肠道吸收，这些大分子物质被吸收入血后，经过一系列复杂的过程，引发食物过敏。因此，如果家长怀疑孩子食物过敏，有必要带孩子到医院检测肠黏膜屏障功能，这对于检测食物过敏有非常重要的意义。早期发现肠道屏障功能损害并予以及时治疗，对减少孩子食物过敏的发生大有帮助。

胃肠细菌感染的孩子

研究发现，幽门螺杆菌感染与孩子食物过敏有关，而且食物过敏的孩子感染幽门螺杆菌的相当多。幽门螺杆菌的传染力很强，可通过手、不洁食物、不洁餐具、粪便等途径传染。

所以，要让孩子养成良好的卫生习惯，预防感染，做到不喝生水、不吃生食，牛奶要在消毒后再饮用。父母若感染这种细菌，可能会传染给孩子，因此一旦家人查出感染幽门螺杆菌，并且孩子有食物过敏，那么家人最好到医院进行根除幽门螺杆菌的治疗。

生活环境不卫生的孩子

现代人的家中各种家电、家具、家居用品一应俱全，然而这些家电、家具、家居用品中可能隐藏着大量的过敏原，即便是我们穿的衣物、鞋子及盖的被子等，也都可能成为过敏原的载体。如果家长不能经常清理及保持居家环境的卫生，就很可能使孩子受到过敏原刺激而诱发过敏。

周围环境过于干净的孩子

孩子周围的环境不干净容易导致过敏，但过于干净了也不好。因为孩子免疫系统的成熟是依赖于"细菌"对免疫系统的正常刺激的，所以在养育孩子的过程中，让孩子适量接触细菌对促进免疫系统的成熟是有帮助的。但是现在很多家长生怕病菌传给孩子，认为把细菌灭得越彻底，孩子就越健康，所以家里使用大量的消毒剂，导致孩子所接触的东西往往过于干净，不仅有害的病菌没有了，有益的细菌也被杀死了。孩子与细菌接触的机会越来越少，免疫系统根本得不到刺激和锻炼，这也造成孩子的抗病毒能力逐渐下降，一旦受到过敏原的侵袭，过敏也就随之产生了。由于过敏性疾病与文明程度有关，所以有的专家把这种病列为"文明病""富贵病"，也是有一定道理的。

出生在冬春季节的孩子

与夏秋季节出生的孩子相比，冬春季节出生的孩子发生食物过敏的概率更高。冬春季节阳光照射时间短，孩子皮肤接触的紫外线相对较少，孩子体内生成的维生素D也会相应减少，维生素D缺乏会提高孩子患免疫功能紊乱的可能性，使孩子更容易发生食物过敏。

过敏原有哪些

过敏原是指能够使人发生过敏的抗原。从空气中的尘埃到食物，所有的异物都可能是人体的过敏介质，可以说我们时时刻刻都处在病原体的包围之中。尘螨的排泄物、花粉和猫狗等宠物的皮屑是所有过敏原中最常见的，其他物质也会引起过敏，如氯气、香水和蜂王浆等。接触过敏原一定时间后，机体致敏。致敏期的时间可长可短，这段时间内没有临床症状，当再次接触过敏原后，方可发生过敏反应。所以说，第一次接触到的物质往往不会过敏，反复接触后，可出现过敏性症状，且症状一般会逐渐加重。

据相关调查统计结果显示，生活中可引发人体产生过敏反应的常见过敏原有2000～3000种。下面简单说一说我们在日常生活中经常会接触到的过敏原。

吸入性过敏原

吸入性过敏原是指通过呼吸进入体内的过敏原。常见的吸入性过敏原包括灰尘、尘螨、花粉、霉菌、动物毛发、纤维、麦秆、木棉等。

尘螨

尘螨的出现与不卫生或不干净无关，因为即使在定期认真吸尘的地毯上，每平方米也可数出上千至上万只尘螨。不仅地毯是尘螨的集结地，沙发垫、坐垫、窗帘，尤其是家用纺织品如床垫和床上用品，都是尘螨的乐园。这些尘螨别无所求，如果气候湿润温和，又能找到人体皮屑作为食粮，它们就会迅速繁衍。

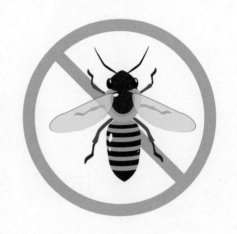

过敏体质的人吸入尘螨后，就会激活机体的免疫系统，产生比正常人多的特异性IgE抗体，使机体致敏。一段时间后再次吸入此类抗原，过敏原就会与抗体结合，导致多种过敏性疾病。对尘螨过敏的孩子，最容易引发呼吸道的症状，包括咳嗽、鼻塞、眼睛不舒服，也容易引发皮肤不适，如荨麻疹。尘螨是诱发过敏性哮喘、过敏性鼻炎、湿疹、过敏性结膜炎等过敏性疾病的重要过敏原。

要预防尘螨过敏，可以从下面几个方面入手：

 不使用地毯　地毯非常容易藏污纳垢，尤其是灰尘，很容易聚集到地毯上，又不容易打扫干净。家里尽量不要使用地毯，如果实在需要，也不要长绒地毯，只用短绒地毯，可以减少灰尘和螨虫的堆积。

 注意床品卫生　孩子的贴身衣物和枕头、被子等寝具最好选择柔软的全棉制品，尽量不要给易过敏的孩子穿毛茸茸的羊毛类的衣服。定期洗晒床单、被套、玩具，以及地毯、窗帘等物品，以减少粉尘，避免螨虫的滋生。使用防螨虫的床上用品，并经常更换、清洗、晾晒。

减少室内尘螨

保持室内空气流通，经常开窗通风、通气。利用湿度计和除湿器尽可能降低室内的湿度，因为干燥的环境不利于尘螨的生长和繁殖。室内湿度最好保持在25%～40%。衣柜里不常用的衣物，建议用真空收纳包装起来。长时间不用的衣物和被子，一定要先洗晒再用。定期清洗空调过滤网，去除其上吸附的螨虫、真菌及其他过敏原。房间窗帘也要定期清洗或改装，以防尘螨吸附。有条件的家庭可以安装室内空气净化器，有助于减轻尘螨过敏现象。经常擦拭室内物表面，可以很大程度地减少尘螨数量。使用吸尘器等清扫工具，更为彻底地清扫屋子，减少室内尘螨的生活空间。不过需要注意的是，使用吸尘器的时候会把尘螨带到空气中，所以吸尘后半小时要保证尘螨过敏的孩子不在房间。

甲醛

吸入高浓度甲醛时会出现严重的呼吸道刺激症状，可诱发支气管哮喘，还会出现水肿、眼刺激、头痛等不适。甲醛还会对皮肤黏膜产生刺激作用，皮肤直接接触甲醛可引起过敏性皮炎、色斑、坏死。

动物皮屑

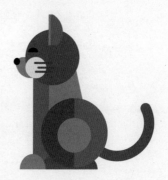

动物皮屑是造成孩子过敏的主要原因。当宠物打理自己的毛发时，或是宠物处于成长阶段，皮层组织新陈代谢更新过快，身上就会掉皮屑。正是这些皮屑引发孩子过敏。

霉菌

霉菌总是出现在湿度大的地方。如果孩子在梅雨季节特别容易过敏，就要考虑霉菌的原因。如果对霉菌过敏不在意，持续性地接触霉菌，有可能导致慢性哮喘和周期性哮喘的发作。

致敏霉菌通常有：交链孢霉，一般出现在腐烂的植物上，在风大的时候，孢子随风飘，在风中散播；枝孢菌，其繁殖能力很强，室内和室外到处都有它们的踪影；曲霉菌，喜欢炎热、潮湿的环境，一般出现在室内湿度大的地方，尤其是地毯、水泥板中；青霉菌，多见于变质的面包、奶酪、水果中；毛霉菌、根霉菌，多见于变质的面包和含糖食品上；葡萄状穗菌，常见于潮湿的建材上，当室内渗水时会产生，多引起轻微反应。

要防范霉菌过敏，可以从以下几方面入手：

- 家里有对霉菌过敏的孩子，不要使用加湿器，尽量避开霉菌易于滋生的地方，如地下室、阴暗处、树叶堆及草木繁茂的地方。

- 洗澡后，卫生间里水汽凝结，湿度很大，极易滋生霉菌，需要开窗通风，降低空气湿度，去除湿气。

- 使用能杀灭霉菌的消毒剂。

- 定期打扫霉菌容易生长的地方，如浴室、水槽下、窗台、垃圾桶、冰箱底部、地下室、壁纸等。

- 使用湿度计和除湿机，家里湿度保持在 25% ~ 40%。

- 如果发现有发霉的味道，可以用杀霉菌喷剂来喷洒空调通风口。

- 使用空气净化器可以消灭室内的霉菌孢子。

- 壁橱和浴室的夜灯对减少霉菌有好处。

- 一旦发现室内有被水浸湿而破损的墙体、天花板、壁纸、地毯，需要马上维修更换。

- 及时清理院子里的潮湿的有机物残留。

- 保持院子的排水畅通。

- 少待在果树和刚收获的谷物周围。

- 远离潮湿的落叶。

花粉

花粉性过敏原包括树木花粉、花草花粉、柳絮、草籽等。花粉、柳絮以及草籽这些飘浮在空气里、随着风四处流动的过敏原，在传播的范围上是非常广泛的，几乎无处不在。花粉中含有的油质和多糖物质被人吸入后，会被鼻腔的分泌物消化，随后释放出十多种抗体。如果这些抗体和入侵的花粉相遇，并大量蓄积，就会引起皮肤过敏。花粉过敏会引发过敏性鼻炎以及过敏性哮喘。

如果孩子对花粉过敏，就要尽量避免其与花粉的接触。首先要做到在花粉多的季节少出门。花粉一般都是季节性的，只有很少的花粉四季都有。如果能检测出来孩子到底是对哪种花粉过敏，就可以查询这种花粉的高发季节，让孩子在此高发季节少出门，如果必须出门也一定要做好防护。

在室内安装空气净化器可以有效清除室内的花粉。孩子如果只对花粉过敏，那么只需要在花粉高发期使用空气净化器；孩子如果同时还对粉尘过敏，最好一直使用空气净化器。另外，在花粉高发期要注意关好窗户，坐车的时候也要关好车窗。

自身组织抗原

如精神紧张、微生物感染、电离辐射、烧伤等。

食入性过敏原

据相关的调查研究显示，在引起过敏反应的食物中，有90%以上的过敏原都存在于牛奶、鸡蛋、花生、小麦或黄豆中。除此之外，还有很多其他食品也可能成为食物过敏原。

食物：

- 水产海鲜类：乌贼、虾、青花鱼、贝类等；

- 肉类：鸡肉、猪肉、牛肉等；

- 奶制品：牛奶、羊奶、酸奶、乳酪等；

- 果蔬类：芋头、茄子、香蕉、芒果、草莓、西红柿、玉米、柑橘类水果、核果类；

- 含食品添加剂类：含有人工色素、防腐剂、香兰精、苯甲醛等食品添加剂的食物等；

- 其他：豆腐及其他豆制品、沙拉油、方便面、燕麦、巧克力等。

药物：

- 抗生素类：青霉素、安必林、氨苄青霉素等；

- 解热镇痛药：阿鲁片、巴米尔等含有阿司匹林的口服退热药；

- 中草药：鱼腥草、穿心莲、板蓝根、丹参、苍耳子、熟地、柴胡等；

- 其他：激素类药物等。

接触性过敏原

接触性过敏原可引发接触性皮炎等过敏性疾病。通过与皮肤直接接触，从皮肤直接侵入体内的接触性过敏原有以下种类：羊毛、合成纤维、皮鞋或其他皮革制品、橡胶、化妆品及其他香料和染料、金属饰品（如手表、项链、戒指、耳环等）、塑料、油漆及漆制品、乳胶手套、冷空气、热空气、紫外线、染发剂、洗发水、洗洁精、樱草及菊花等。

一般接触性过敏的预防

一般接触性过敏主要指的是在日常生活中接触了致敏物，引发的皮肤急性或慢性的过敏反应，如瘙痒、红斑、皮炎等。一般接触性过敏的致敏物本身并没有刺激性或者毒性，绝大多数人接触之后也并不会有任何反应，只有很少一部分人在接触后经过一定时间的潜伏期，在接触部位的皮肤、黏膜等处形成过敏反应。这种接触性过敏反应的最大特点是具有一定的潜伏期，在第一次接触的时候并不发生反应，而是再次接触的时候才会发病。这种过敏反应非常容易反复发作。

一般接触性过敏反应接触物	可能来源
重铬酸盐、硫酸镍	服装、珠宝、皮革
二氧化汞	工业污染物、杀菌剂
巯基苯并噻唑	橡胶制品
对苯二胺	颜料、染发剂、皮革、皮毛
松脂精	颜料稀释剂、溶剂
甲醛	油漆、人造板、面巾纸
俾斯麦棕	颜料、皮革、纺织品
秘鲁香脂	洗发水、化妆品
环树脂	指甲油
碱性菊棕	颜料、皮革
丙烯单体	合成树脂、义齿
六氯酚	肥皂

对于一般的接触性过敏，要积极寻找过敏原，判断孩子到底是对哪种物质过敏。找到过敏原之后，一方面要根据具体情况在医生的指导下使用抗组胺药物或糖皮质激素，另一方面要在日常生活中尽量避免再次接触过敏原，以免复发。

虫咬过敏的预防和治疗

虫咬过敏是由于虫子在叮咬皮肤的过程中把毒液注入到了皮肤里面，这种毒液里面含有刺激皮肤的酶和蛋白质，以及触发局部过敏反应的组胺。对于一般人来说，这是无害的，但是对于过敏的孩子来说，他们会对毒液产生特异性IgE抗体，就会爆发局部过敏甚至全身过敏反应。

一般来说，孩子如果被虫子咬了都会有一些肿胀、疼痛的反应，这不一定都是过敏。只有孩子出现下面的症状时，才怀疑是虫咬过敏。

肿胀 过敏者被虫咬之后会发生非明显的肿胀。如果是手上的皮肤被咬了，可能整个手都会肿起来并且紧绷；如果是脚被咬了，可能整个脚甚至脚踝都会肿起来并且紧绷。过敏性肿胀一般会在被咬后24~48小时达到峰值，随后在接下来的一周慢慢消退。

发红 肿胀部位的皮肤会出现暗红色，当肿胀扩大，皮肤收紧，发红的地方还可能会变白。

全身性过敏反应 如果被虫咬以后出现了呼吸、胃肠道、心血管方面的症状，都被视为全身性过敏反应，应该立即就医。不过，孩子发生虫咬全身性过敏反应的概率是非常非常低的。

如果孩子出现非全身性过敏反应，皮肤肿胀和发红可以在被咬的6小时之内冷敷20分钟，然后休息20分钟，交替进行。各种虫咬皮炎症状轻微的，可以局部外用糖皮质激素霜，内服抗组胺药物，如非处方的抗组胺药物和氢化可的松乳膏，来缓解不适。如果肿胀非常严重，或者发生了全身性的过敏反应，那么就需要及时就医，在医生的指导下用药。

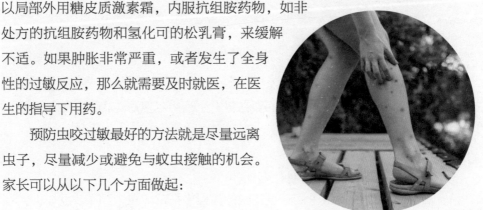

预防虫咬过敏最好的方法就是尽量远离虫子，尽量减少或避免与蚊虫接触的机会。家长可以从以下几个方面做起：

减少植物

蚊虫偏爱植物和积水，也偏爱甜腻的味道，却讨厌花露水、精油、橘子皮、丁香、薄荷等发出的气味，家长可以选择其中一些来驱散蚊虫。比如，在孩子的房间里悬挂装有干柠檬或干橘子皮的透气袋，在孩子的洗澡水中加入少量精油，或者在院子里摆放少许薄荷等具有驱蚊效果的盆栽。其他植物要尽量减少一些，尤其是开花颜色鲜艳、有香味的花，容易招来蜜蜂。更不能有积水，以免滋生蚊虫。如果有蜜蜂落在身上，要尽量保持镇定，不要慌，更不要随便用手去驱赶它。多数昆虫咬人、蜇人仅仅是因为受到了攻击，在安全的时候很少会主动攻击人。可以用戴着手套的手或者其他工具又轻又快速地把蜜蜂从身上扫掉。

常洗常晒

地毯、席子、被子、床褥等容易藏虫子的家居用品应定期清理。特别是凉席，一定要用开水烫洗并暴晒后再使用。

尽量避开虫子

植物多的地方，比如公园里、花园里和草地中，通常蚊虫也会比较多，尤其是夏季，从傍晚到夜晚的时间段，蚊虫都比较活跃，要让孩子尽量避开虫子多的地方。看到蜂窝也要马上远离，更不要去故意招惹蜜蜂。

适宜的穿着

出去最好穿着宽松的长衣长裤，并在孩子的外衣外裤上喷洒一点驱蚊液、花露水等。如果用驱蚊液，要看好能不能给孩子用，同时叮嘱孩子不要让手碰到驱蚊液，也不要把手放在嘴里或揉眼睛。

过敏原检测的常用方法有哪些

用氨基酸配方奶粉来诊断牛奶过敏

对于添加了配方奶粉、还没有开始添加辅食的孩子来说，如果发现其大便中带血丝或出现了其他过敏症状，需要考虑是不是发生了牛奶过敏。氨基酸配方奶粉可以帮助家长判断孩子是不是牛奶过敏。氨基酸配方奶粉完全不含牛奶成分，全部由游离氨基酸组成。如果怀疑孩子是牛奶过敏，只需要将普通配方奶粉换成氨基酸配方奶粉，等到孩子的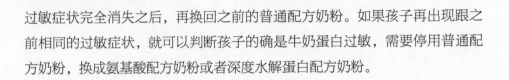过敏症状完全消失之后，再换回之前的普通配方奶粉。如果孩子再出现跟之前相同的过敏症状，就可以判断孩子的确是牛奶蛋白过敏，需要停用普通配方奶粉，换成氨基酸配方奶粉或者深度水解蛋白配方奶粉。

IgE 血液检测

IgE血液检测是通过抽血直接检测，不会像皮肤点刺试验那样受到药物的影响，但是这种检测需要IgE在体内达到一定的浓度才能检测得出来。也就是说，与皮肤点刺试验相比，IgE血液检测能够检测出过敏原的概率要小一些，但是一旦检测出过敏，那就一定是过敏。而且IgE血液检测只能针对IgE介导的过敏进行，对于非IgE介导和IgE-非IgE联合介导的过敏则不能用这种方法。

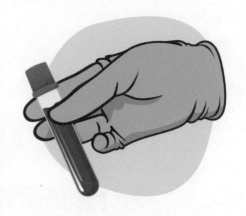

皮肤点刺试验

皮肤点刺试验是检测过敏原的一种常用医疗方法。皮肤点刺试验的具体操作是：将过敏原试剂滴在后背上半部或者前臂内侧，然后用点刺针轻轻刺入皮肤表层，使过敏原试剂通过皮肤进入人体，观察皮肤的反应。如果皮肤肿胀发红，就说明对该过敏原过敏。皮肤的反应越大，说明过敏越严重。

不过，皮肤点刺试验并不能完全检测出所有的过敏。如果过敏原试剂与孩子所接触的过敏原存在差异，或者在测试之前服用了抗过敏的药物，都会影响到检测结果的准确性。如果孩子小于1岁，或者过敏症状出现的时间少于6个月，通过这种方法很可能检测不出过敏原。

另外，皮肤点刺试验只能针对IgE介导的过敏进行，对于非IgE介导和IgE-非IgE联合介导的过敏也不能用这种方法。

08

为什么孩子越来越容易过敏

现在孩子们的营养、卫生、医疗条件都比过去更好，但发生过敏的孩子反而越来越多了。实际上，导致孩子过敏的因素是多种多样的，具体到每一个过敏的孩子身上，原因也各有不同。比如，现在剖宫产的孩子越来越多，有的孩子出生以后第一口吃的是配方奶粉而不是母乳，有的孩子家里经常过度使用消毒剂，有的孩子一发热感冒就使用抗生素，这些都是导致孩子容易过敏的因素。

现在很多孩子都过早添加配方奶粉

由于各种原因，很多孩子在半岁之前就添加了配方奶粉，甚至有的孩子出生后第一口吃的就不是母乳，而是配方奶粉。过早添加配方奶粉的原因可能是妈妈实在没有母乳，或者担心母乳不够孩子吃，也可能是妈妈或孩子有母乳喂养禁忌证，不能母乳喂养。虽然配方奶粉也是专门为婴儿准备的营养全面的奶粉，但是过早加入配方奶粉

却会导致孩子容易过敏。分布在妈妈乳头、乳头周围和乳管内的细菌中，大多数都是孩子需要的厌氧菌，孩子通过母乳获得厌氧菌，才能顺利建立肠道菌群。如果孩子的第一口奶吃的不是母乳而是配方奶粉，就无法及时获得厌氧菌、建立肠道菌群。配方奶粉中的异性蛋白质就会穿过肠壁的缝隙进入血液，使孩子处于致敏状态。就算在这之后再进行母乳喂养，当再次接触配方奶粉的时候还是有可能引发过敏。能够从一出生就坚持给孩子进行母乳喂养当然是最好的，如果真的需要添加配方奶粉，尽量在孩子半岁之后再添加。如果实在担心孩子营养跟不上，也最好在每次喂母乳之后再给孩子喝配方奶粉作为补充。

大环境里过度使用消毒剂

随着生活水平的不断提高，人们的卫生意识也越来越强。本来讲卫生是一件好事，但是有的家长认为孩子接触到的细菌越少越好，恨不得给孩子创造一个完全无菌的环境，所以每天用消毒剂擦地板、擦洗玩具，用消毒纸巾给孩子擦手，生怕孩子接触到一丁点细菌而影响健康。殊不知，过度使用消毒剂对孩子的健康非常不利。首先，频繁使用消毒纸巾给孩子擦手，会让孩子在吃东西的时候把手上残留的消毒剂也吃进肚子里去，这样就会破坏肠道菌群的正常状态，容易导致过敏；其次，孩子在生活中接触少量细菌对免疫系统的发展是有好处的，如果一直让孩子生活在一个接近于无菌的环境下，反而不利于免疫系统的建立和成熟。

给孩子频繁使用抗生素

在抗生素被发现以前，我们对于细菌感染是束手无策的，抗生素的发现极大地提高了医疗水平，挽救了很多人的生命。但是现在抗生素已经到了滥用的地步。孩子感冒发热了，家长就想马上打一针抗生素，让孩子很快好起来。但抗生素只对细菌感染有效，对于病毒感染是没有用的。况且使用抗生素会把孩子体内所有的好细菌、坏细菌一起杀灭，导致肠道菌群失衡，反而增加了孩子过敏的概率。因此，给孩子使用抗生素一定要谨慎，而且要规范使用。对于细菌感染引起的病症，医生给孩子开了抗生素，嘱咐吃五天，结果孩子只吃了三天，家长觉得好得差不多了，就不给孩子吃了。其实这个时候孩子体内的致病细菌并没有完全被杀死，不继续用药的话，残留的细菌就会反扑，并且容易产生抗药性，以后再用这种抗生素可能会失效。家长在给孩子使用抗生素的时候一定要遵循以下几点：

对于病毒性的感冒、发热，完全不需要使用抗生素。抗生素只用于细菌感染引起的病症。

规范使用

使用抗生素治疗细菌性感染要谨遵医嘱，用满疗程，不能随意缩短或者延长疗程。

为了保护肠道菌群，给孩子使用抗生素时最好搭配一些益生菌制剂。但抗生素和益生菌制剂不能同时服用，要间隔2小时服用。

剖宫产的孩子越来越多

近些年来，剖宫产手术成了越来越多准妈妈的选择，剖宫产率也节节攀升。但是数据显示，剖宫产的孩子比顺产的孩子更容易过敏。顺产的婴儿通过接触到母体产道和肠道的菌群，肠道中有益菌的定植率比较高，能建立正常的肠道菌群环境，这样有利于婴儿免疫系统的成熟；而剖宫产的婴儿没有经过产道的挤压，缺少接触建立免疫功能的细菌，不利于正常菌群的建立，所以就更容易过敏。有临床研究显示，不管是有没有家族过敏史，剖宫产婴儿的过敏风险都有不同程度的增加。

环境质量变差

由于现代工业的快速发展，空气质量显著变差，雾霾天时有出现。雾霾中含有尘埃、细菌、病毒、螨虫、硫酸盐等20多种对人体有害的细颗粒有害物质，这些物质会直接对人体的呼吸道产生负面影响。就算是健康的人，持续暴露在雾霾的天气中，也会出现鼻塞、鼻干、流涕等症状。孩子的气道狭窄，雾霾中的有害物质更容易停留在孩子体内，导致咳嗽、喘息、过敏性鼻炎的频繁发生。如果孩子本身就有过敏史，不好的空气环境更容易诱发过敏性疾病。另外，需要注意的是，除了自然环境，二手烟、甲醛环境也会加剧孩子的过敏风险。

进口食品越来越多

随着生活水平不断提高，物质生活不断丰富，我们接触到的进口食品也越来越多。许多家长觉得进口食品一定比国内的好，于是给孩子买来很多进口食品。确实，很多进口食品营养很丰富，但是对于孩子来说，他们对这些进口食品的接受度反倒不如我们日常吃的食品。过敏跟B细胞密切相关，而B细胞的功能会受到遗传因素的影响，家长对食物的接受度会遗传给孩子。家长不常吃甚至从没吃过的食物对于孩子来说，在接受度上存在一定的风险，更容易造成过敏。

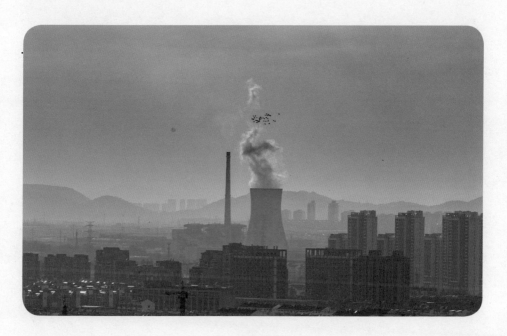

不同年龄段的孩子过敏原有哪些不同

不同年龄段孩子的衣食住行都有所不同，他们所接触的东西也不同，过敏原的侧重点当然也有所不同。比如，一个3个月的孩子跟一个5岁的孩子都过敏，导致他们过敏的过敏原肯定有很大的差别。3个月的孩子很可能是牛奶蛋白过敏，而5岁的孩子一般不会发生食物过敏，可能是吸入性过敏或者接触性过敏。

6 个月以下婴儿：牛奶蛋白过敏

对于6个月之内的孩子来说，他们和外界的接触比较少，饮食也只有母乳或者配方奶粉，如果孩子出现过敏症状，如湿疹、肠绞痛、持续哭喊或尖叫、不能进食、烦躁、极度萎靡、入睡困难、嗜睡、不愿被抱等，可以优先考虑牛奶蛋白过敏。如果婴儿出生后第一口吃的不是母乳而是配方奶粉，很有可能会发生牛奶蛋白过敏。

6 ～ 12 个月婴儿：食物过敏

对于6个月到1岁的孩子来说，辅食的添加是饮食中的重大变化，因此，食物是这一阶段孩子过敏的主要原因。为了能够及时辨别导致过敏的食物，给孩子添加辅食一定要遵循"少量添加，每次只添加一种"的原则，如果孩子在添加了一种新的辅食后，连续吃了三天都没有出现过敏反应，才可以继续添加新辅食，如果孩子有过敏症状就要考虑食物过敏。

1～2岁幼儿：食物过敏、吸入性过敏、接触性过敏

1～2岁的孩子在饮食方面越来越复杂，依然会有食物过敏的情况出现，家长在日常饮食中仍要多加注意。另外，这个年龄段的孩子已经能走会跑了，他们与外界的接触日益增多，也有可能接触外界的过敏原，比如花粉、宠物毛发、毛绒，甚至大人用的洗发水、化妆品和金属饰品等。

3～6岁学龄前儿童：吸入性过敏、接触性过敏

3～6岁的孩子，如果之前有食物过敏，在这个阶段会慢慢缓解。如果之前没有出现过食物过敏，那这个阶段基本上也不会再出现食物过敏的现象了。所以，这个阶段孩子的主要过敏原为吸入性过敏和接触性过敏。在日常生活中，在幼儿园、公园、游乐场，这个阶段的孩子经常会接触到的吸入性过敏原和接触性过敏原主要有花粉、尘螨、绒毛、灰尘、真菌、宠物毛发、羽毛、洗洁精、洗发水等。

7岁以上儿童：吸入性过敏

7岁之后的孩子，最主要的过敏原就是吸入性过敏，如热空气、冷空气、尘螨、花粉等。吸入性过敏往往会引起过敏性鼻炎，因此，这个阶段的孩子过敏性鼻炎的发病率会比较高。过敏性鼻炎尤其需要引起家长的关注，不要以为过敏会随着孩子长大而慢慢改善。过敏性鼻炎的发病率从7岁左右一直会持续到三四十岁，如果不及时、有效地治疗，很有可能会变成常年性鼻炎，非常痛苦。

相对于其他过敏而言，

食物过敏是日常生活中最多、最主要的过敏形式。

食物过敏是可以预防的，也是可以治疗的。

因此，如果家长能够提前知道一些关于食物过敏的常识性知识，

就可以预见性地规避和防范食物过敏。

第二章

孩子食物过敏
早知道早预防

什么是食物过敏

食物过敏指的是食用某种原本对人体无害的食物之后，由于人体免疫系统的过度反应而导致身体出现一系列不适反应，包括起疹子、恶心呕吐、浑身瘙痒、呼吸受阻等症状。如果孩子吃了某种食物后，很快在嘴唇、舌头和上腭出现明显的口腔瘙痒、恶心、呕吐、腹泻等，就应该马上停掉这种食物，并且考虑是不是急性过敏。

有时候孩子对食物过敏也可能表现为慢性症状，如胃食管反流、大便中有黏液或者血液、不明原因的腹痛、治疗效果不明显的肠绞痛等，如果孩子遇到这些情况，家长也要考虑是不是食物过敏所致。不是所有食物进入人体都会导致过敏反应，也不是人人都会出现食物过敏，只有免疫系统不成熟的婴儿和免疫系统受到破坏才可能出现过敏。

食物过敏的过程

我们吃进去的食物经过食道进入胃，然后进入肠道，而肠壁细胞之间的缝隙会让没有完全消化的食物颗粒穿过去，直接进入血液之中。这些未经完全消化的食物颗粒对于血液来说就是外来的异类，会刺激人体的免疫细胞B细胞产生很多IgE，这些IgE会附着在肥大细胞的表面。当人们再次食用这种食物的时候，食物颗粒再次经过肠壁缝隙进入血液，与之前附着在肥大细胞表面的IgE结合，就会刺激肥大细胞，导致肥大细胞破溃。破溃的肥大细胞会释放出组织胺，使人体出现过敏的症状。

由于肥大细胞分布在人体的各个位置，如鼻腔、口腔、胃肠道、血液、黏膜等，所以严重的过敏反应在这些位置都会有所表现。比如一个对坚果严重过敏的人，在咀嚼和吞咽坚果的过程中，口腔和喉咙就会首先感到瘙痒和不适，接着肠胃也会有反应，发生呕吐、腹泻等。过敏反应通过血液在人体内快速传播，皮肤瘙痒难耐，鼻子和咽喉会充血肿胀，肺部也会喘息，甚至血压下降，出现休克。

如果是不太严重的过敏，可能只会引发身体某一部位的过敏反应。我们的肠壁细胞之间都是有缝隙的，但通常孩子比大人更容易过敏。这是因为大人的肠道缝隙已经被肠道细菌及其分泌的黏液所覆盖住，并且形成了一层保护膜，不仅挡住了肠道缝隙，防止未经完全消化的食物颗粒进入血液引发过敏，还可以促进食物消化；而孩子在刚出生的时候肠道内是无菌的，健康、正常的肠道菌群需要慢慢建立，所以孩子更容易过敏。

致敏和过敏

有的孩子第一次吃某种食物没有过敏，后来再吃却出现了过敏反应，这是因为食物过敏有一个从致敏到过敏的过程。致敏阶段的隐蔽性很强，没有任何表现症状，所以很难被发现。我们只能等到过敏阶段，出现过敏反应了，才能发现它。

前文提到过，未经完全消化的食物颗粒经过肠壁的缝隙进入血液，刺激B细胞产生IgE并且附着在肥大细胞的表面。这时候肥大细胞还没有破裂，所以还没有出现过敏反应，但是人体内的免疫系统已经对这种食物有"记忆"了，这就是致敏阶段。等到下一次再吃这种食物，过敏原与黏附在肥大细胞表面的IgE相结合，就会刺激肥大细胞并使之破裂。破裂的肥大细胞会释放出组织胺，组织胺会直接导致出现过敏反应，如皮肤瘙痒、起疹子、拉肚子、咳嗽等，这就是过敏阶段。

虽然致敏阶段无法被发现，等到过敏了发现又晚了，但过敏也不是完全无法避免的。虽然致敏阶段是隐蔽的，无法被发现，但是过敏与生活习惯、生活方式等息息相关，只要能够提前注意规避或者及时改变容易致敏的生活习惯和喂养方式，就能够降低孩子的过敏风险。

是什么食物引起了过敏

在引起过敏反应的食物中，绝大多数的过敏原都存在于牛奶、鸡蛋、花生、小麦、黄豆、芝麻、鱼和贝壳类中。除此之外，还有很多其他食品也可能成为食物过敏原，如鸡肉、猪肉、牛肉、西红柿、芹菜、胡萝卜、花椒、芥末、竹笋、猕猴桃等，这些食物也能诱发过敏反应，但不太常见。

对于刚开始添加辅食的孩子来说，这些容易过敏的食物要谨慎添加；对于已经过敏的孩子来说，这些容易过敏的食物最好等孩子大一些、过敏反应少一些的时候再考虑慢慢添加。

如果过敏了，不仅是这些常见的过敏食物不能吃，还要关注这些食物中容易过敏的成分，含有这些易过敏成分的食物也不能吃。比如有些人对牛奶过敏，那么既不能喝牛奶，也不能吃含有牛奶成分的食物，如蛋糕、奶酪等；又比如有些人对鸡蛋过敏，除了不吃鸡蛋，也不能吃任何含有蛋白、蛋黄或卵清蛋白的食物，也不要吃冰激凌、人造奶油等含有从鸡蛋中提取的卵磷脂的食物。

通常情况下，如果父母对食物过敏，那孩子对这些过敏食物也要谨慎食用。虽然食物过敏不是直接遗传的，但是如果父母中有一方曾经对某种食物过敏，那么孩子对这种食物过敏的概率也会变大。3岁以前的孩子常对鸡蛋、牛奶、黄豆等蛋白质含量高的食物过敏，这主要是因为孩子的胃肠道黏膜的保护功能没有完全成熟，免疫功能不完善。当这些食物中的蛋白质进入体内后，很容易被免疫系统识别为有害物质而引起过敏。

本书中后面所述建议食用的食物均以对该种食物不过敏为前提，且不建议在过敏期间食用容易引起症状加重的食物，如鸡蛋、海鲜等。

02

食物过敏反应的特点

食物过敏会影响到皮肤、呼吸道和消化道。皮肤症状会表现为湿疹、荨麻疹、水肿等，呼吸道症状会表现为打喷嚏、流鼻涕、咳嗽、喘息等，消化道症状会表现为恶心、呕吐、腹泻、便秘、大便带血等。但是食物过敏的这些反应都没有特异性，也就是说，这些症状并不只是食物过敏会有，比如感冒发r热也会导致呕吐、咳嗽、流鼻涕，轮状病毒也会导致腹泻。所以当这些相关症状出现的时候，该怎么判断到底是不是食物过敏引起的？食物过敏反应又有哪些特点？

食物过敏与进食密切相关

如果是因为食物过敏引起的症状，那么这些症状一定与进食有密切关系。如果孩子吃了某一种食物出现过敏症状，停止食用这种食物以后过敏症状自行缓解，那就很有可能是食物过敏。

虽然食物过敏有急性症状和慢性症状，但是无论哪种症状，都会在进食某种食物的72小时之内表现出来。可能有的家长会觉得，过敏食物吃多了才会引起过敏，少吃一点关系不大，这种认知是错误的。食物过敏反应和食用剂量没有关系，不管是吃得很多还是吃得很少，过敏反应都会发生。

食物过敏主要的三种表现

食物过敏的表现并不是独有的，也就是说，除了食物过敏，其他的疾病也可能会引起这些症状。这就需要家长仔细观察、辨别、排除，通过这些症状及时发现食物过敏。食物过敏的症状主要表现在消化道、皮肤和呼吸道三个方面。

消化道症状表现

食物过敏在消化道的症状表现主要分布在口腔、胃和肠道。口腔症状多表现为嘴唇、舌和上腭的血管神经性水肿以及口腔瘙痒，这是典型的IgE介导的过敏反应，发生迅速，一般在吃下过敏食物后几分钟就会发生。胃肠道的过敏反应比较多，由IgE介导的急性表现有恶心、呕吐、腹泻和腹部绞痛等，由非IgE介导的慢性表现有稀水便、大便带血、大便带黏液、腹痛、婴儿肠绞痛、便秘、拒食或厌食等。

对于婴儿来说，下面几点尤其需要注意：

- 婴儿的大便中水分较多，且伴有黏液。母乳喂养的婴儿，健康的大便是黄色、松软的；喝配方奶粉的婴儿，大便是深黄色或棕色糊状的。但不管是哪种喂养方式，婴儿的大便中水分较多和伴有黏液都是不正常的。

- 婴儿有严重的反流或呕吐。婴儿由于发育问题都会吐奶，如果吐奶之后并没有表现出难受，各个方面看起来都正常，那这就是没有问题的正常吐奶。如果吐奶很严重，吐奶之后又表现得很难受，甚至生长发育也受到了影响，那就应该寻找原因，考虑是不是过敏导致的。

- 便秘。便秘与腹泻正好相反，一般都是慢性的，指的是大便间隔时间变长且解便费劲、便质干燥。如果是添加辅食的孩子发生便秘，首先要改变饮食，多摄入一些富含纤维素的食物，比如西梅和火龙果就对便秘很有效。如果调整饮食结构并不起作用，就要考虑是不是过敏。由于以上这些表现并不是过敏所独有的，如果出现这些表现，一般都会先针对胃肠不适进行治疗，如果不见疗效，就需要考虑是不是食物过敏的问题。

皮肤症状表现

相对来说，皮肤方面的过敏表现是最容易被发现的。只要仔细观察，就能轻易发现皮肤上的异常。过敏引起的皮肤症状主要有下面几点：

- 湿疹。湿疹也称为特异性皮炎，发病缓慢，一般是由慢性过敏引起的。湿疹通常好发于婴儿和儿童。最开始的时候在湿疹的受损皮肤区域会出现极度瘙痒红肿的斑块，并且还会伴随小水泡和少量的渗出液；一两个月后这块区域会变成红色发痒的斑块，逐渐没有那么难受，最后这块皮肤会变干变硬。但是新一轮的湿疹会时不时爆发。
- 荨麻疹。荨麻疹是急性发作的，发作起来很痒，斑块中间是白色，周围是粉红色，性状、大小各不相同，常常突然出现又突然消失。由于荨麻疹是由组胺引发的，因此抗组胺药物可以有效缓解荨麻疹的症状。

- 其他皮疹。除了比较常见的湿疹和荨麻疹，还有一些其他的皮疹，比如有的孩子的脸颊或肛门的周围会泛红，有的孩子会在脸上、胳膊上和腿上出现一些凸起的小疙瘩。这些问题，都要考虑是不是由食物过敏导致的。

呼吸道症状表现

一般来说，吸入性过敏最常见的表现就是呼吸道症状。不过，食物过敏同样也有可能会出现呼吸道症状，尤其是对于孩子来说。食物过敏导致的呼吸道症状主要包括下面几点：

- 慢性流鼻涕或鼻塞。最容易引起慢性流鼻涕或鼻塞的食物过敏是牛奶过敏。如果是母乳喂养的孩子，可以考虑是妈妈喝了牛奶，而其中的牛奶蛋白通过母乳被孩子吸收所导致；如果是喝配方奶粉的孩子，则可能是配方奶粉中的牛奶蛋白所致。
- 慢性胸闷或咳嗽。如果孩子出现了慢性胸闷或咳嗽却找不到病因，一定要考虑食物过敏。最有可能引起慢性胸闷或咳嗽的食物是牛奶和大豆。

分清食物过敏与食物不耐受

食物过敏和食物不耐受在某些方面很相似，比如它们主要针对的都是孩子，都会引起一些肠胃的不适反应。但是，其实食物过敏和食物不耐受完全是两件事，它们的危害不同，处理、预防的方式也不一样，需要引起家长的注意。

什么是食物不耐受

有时候我们的身体会对某些食物或者营养表现出"不耐受"的现象。尤其是对于刚刚开始添加辅食的孩子来说，吃了某种食物以后，会引起一些不良反应，如恶心、呕吐、腹泻等。从表面上看起来，这好像和食物过敏很相似，但实际上它们是完全不同的。

食物不耐受大部分表现为乳糖不耐受。乳糖不耐受是指肠道里面的乳糖酶相对缺乏或者绝对缺乏，因此对饮食中的乳糖分解、吸收不良，于是出现以腹泻为主的消化道症状，还可能有腹胀、腹痛等症状，严重的可能会引起营养缺乏、生长发育迟缓等。

食物不耐受的原因

简单来说，食物不耐受的直接原因就是消化酶的缺失，导致不能完全消化和吸收某种食物或者某种成分。有的人喝了牛奶会腹胀、腹泻，就很可能是乳糖不耐受，这是由于体内缺乏乳糖酶。另外，蛋白水解酶、脂肪酶的缺失也会导致食物不耐受。乳糖是以单体分子的形式存在于乳制品中的唯一一种双糖，不仅在母乳中存在，也在普通奶粉和牛奶中存在。乳糖酶是一种专门分解乳糖的物质，它会将乳糖分解为葡萄糖，为身体提供能量来源。如果乳糖在肠内的消化吸收出现问题，就有可能会导致乳糖浓度过高，使肠腔内的渗透压升高，导致渗透性腹泻。如果有足够多没有被完全消化的乳糖进入结肠，在肠道菌群作用下被分解为乳酸等有机酸，并产生气体，就可能出现腹胀、腹痛等不适症状。

食物过敏和食物不耐受的区别

食物过敏和食物不耐受虽然都与食物密切相关，有些表现症状也是相似的，但两者有根本上的不同。认识到这些不同之处，才不会将两者混淆。

发生的原因不同

食物过敏的发生和免疫功能有密切关系，而食物不耐受与免疫功能无关，是由体内消化酶的缺失造成的。

表现方式有所不同

食物过敏的表现症状有胃肠道症状、皮肤症状和呼吸道症状，很多情况下是这三个方面的表现症状同时存在；而食物不耐受的表现症状只表现在胃肠道，如腹胀、腹泻等。

发作时间有差异

食物过敏大多为急性发作，可能会在摄入过敏原之后不到1分钟就出现过敏症状；而食物不耐受的发生相对比较慢，在餐后30分钟左右才出现。

二者有各自的选择性

食物过敏是有选择性的，同一种食物，有人吃了觉得是美味，有人吃了就要过敏，会发生过敏反应，甚至还可能很严重。食物不耐受却不同，它是不挑人的，当出现某种情况的时候所有人都会不耐受。比如腹泻的时候，所有人都会对牛奶不耐受；比如没完全煮熟的扁豆，里面的皂素还没有完全被破坏，任何人吃了都会不耐受。

受烹饪方式的影响

食物过敏不会因为食物的性状、烹饪方式的改变而发生改变。也就是说，如果一个孩子对牛奶过敏，那么无论是冰牛奶还是热牛奶，无论是酸奶还是奶酪，无论是牛奶饮料还是加入牛奶的烘焙食物，只要吃一点就会过敏；如果一个孩子对鸡蛋过敏，那么不管是煮鸡蛋、煎鸡蛋还是炒鸡蛋，还是含有鸡蛋的蛋糕、面包，只要吃下去就会过敏。但是食物不耐受不是这样的，如果家长改变加工或者烹调方式，那么原本食物不耐受的情况就有可能得到改变。如果一个孩子对牛奶中的乳糖不耐受，但是他可以吃酸奶或者奶酪，因为酸奶和奶酪里面的乳糖成分比牛奶少了很多，几乎不会出现不耐受的表现；比如一个孩子对生的西红柿不耐受，但是把西红柿炒熟或者煮汤就完全没问题，不会出现不耐受的症状。

吃多吃少的影响

食物过敏完全不受吃多吃少的影响，只要是过敏的食物，吃一口和吃一碗的过敏效果是一样的。而食物不耐受会受到进食量的影响。同一种不耐受的食物，吃得越少，不耐受的表现就越轻；吃得越多，不耐受的表现就越严重。

常见的过敏食物有哪些

食物的种类有很多，但是容易引起过敏的只是其中很少的一部分。绝大部分的儿童过敏反应都是由一些常见的食物引起，主要是蛋、鱼、贝类、奶、花生、大豆、坚果和小麦。其他食品如鸡肉、猪肉、牛肉、西红柿、芹菜、胡萝卜、花椒、竹笋、猕猴桃等，也可能会诱发过敏反应，但并不算常见。对这些食物过敏的孩子，不仅不能吃这些过敏食物，含有此类食物中易过敏成分的食物也不能吃。本节重点介绍几种最容易引起过敏的食物。

牛奶

牛奶含有丰富的营养，对孩子的成长很有帮助，所以家长常常会让孩子多喝牛奶。不只是孩子需要喝牛奶，成年人也需要从牛奶中获取优质的脂肪、蛋白质和钙。牛奶制品也有很多，如酸奶、奶酪、冰激凌、奶油、黄油，在我们的生活中扮演着越来越重要的角色。但是 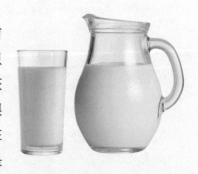对于牛奶过敏的人来说，尤其是需要营养补充的孩子，这些都是在生活中需要避开的食物。

牛奶中的蛋白可能会引起孩子过敏。尤其是6个月以内的婴儿，更容易出现牛奶过敏。不过，随着年龄的增长，大多数孩子的牛奶过敏症状会逐渐缓解。

牛奶过敏的症状

牛奶过敏最常见的症状主要有呼吸道、肠道、耳鼻、皮肤方面的症状以及行为改变。

- 呼吸道症状。主要表现为鼻塞和呼吸不畅。如果孩子没有生病，也没有季节的换季影响而出现了这些呼吸道症状，通常表现为慢性的，就要考虑是不是牛奶过敏了。
- 肠道表现。一般表现为大便长期有黏液，或者经常性便秘等症状。牛奶过敏还会导致肠痉挛，这在半岁以内的婴儿之中比较高发。
- 耳鼻感染。牛奶过敏往往会导致耳鼻反复感染。如果不搞清楚感染的原因就盲目使用抗生素，抗生素和过敏就会一起极大地影响免疫系统的健康。
- 皮肤症状。湿疹和其他慢性皮疹在孩子中是很常见的。湿疹迁延不愈困扰着很多家长，往往用了激素药膏也不能根除。如果出现了这些皮肤症状，就需要考虑牛奶过敏的因素。
- 行为反应。牛奶过敏的婴儿因为不舒服而又说不出来，往往会出现爱哭、睡不安稳、暴躁、多动等反应。

如果家长发现孩子有以上一种或几种症状，在排除了生病的因素之后，就要考虑牛奶过敏的原因。如果怀疑是牛奶过敏，就不能盲目给孩子用药，防止药物滥用损害孩子的免疫力。

如果是喂母乳的婴儿对牛奶蛋白过敏，妈妈可以继续哺乳，但是自己要回避牛奶和牛奶制品，以改善婴儿的过敏症状。如果妈妈的这种做法不能缓解婴儿的牛奶过敏，那么就需要停止母乳，给婴儿喂氨基酸配方牛奶。如果是不到2岁又不能喂母乳的婴儿发生了牛奶蛋白过敏，妈妈就需要完全回避牛奶蛋白成分的食品，停用普通的配方奶粉，换用氨基酸配方奶粉，以保证孩子的营养需求。换用氨基酸配方奶粉一段时间之后，如果孩子的过敏症状逐渐消失，就可以换成深度水解配方奶粉。深度水解配方奶粉是牛奶蛋白水解的产物，可以治疗牛奶蛋白过敏引起的症状。

氨基酸配方奶粉由植物氨基酸混合而成，完全不含牛奶蛋白，所含氨基酸分子为游离分子，不会刺激IgE与肥大细胞表面结合而引发过敏，具有无过敏原性的特点。

部分水解、深度水解配方奶粉含有短肽类蛋白，仍然有可能和肥大细胞相结合，刺激IgE。水解程度越深，刺激产生IgE的机会越少，但也有较小的可能会引起过敏，具有低过敏原性的特点。

普通配方奶粉是整蛋白，容易刺激产生IgE，容易与肥大细胞相结合引发过敏，具有过敏原的特点。

牛奶过敏如何检测

在一般情况下，对于婴儿来说，牛奶过敏的检测使用更多也更有效的方法是使用氨基酸配方奶粉。氨基酸配方奶粉是完全不含牛奶成分的，如果将普通配方奶粉或者牛奶换成氨基酸配方奶粉，应等孩子的过敏症状完全消失之后，再换回之前的普通配方奶粉或者牛奶，如果孩子再出现跟之前相同的过敏症状，就可以判断孩子的确是牛奶蛋白过敏。另外，皮肤点刺试验和IgE血液检测对于1岁之内的孩子来说，往往检测结果不够准确，也容易受到其他因素的影响；对于年龄大的孩子或者成人来说，这两项检测的结果就比较准确了。

牛奶过敏怎么平衡饮食

除了牛奶和普通配方奶粉，含有牛奶成分的食物主要还有酸奶、奶酪、黄油、奶油、冰激凌、面包、蛋糕、饼干、山羊奶、骆驼奶等。

牛奶营养丰富，如果因为牛奶过敏而避开所有的牛奶食物，许多家长会担心孩子营养不良。确实，牛奶中含有优质的蛋白质、脂肪和钙，可以为孩子提供很好的营养来源，但是牛奶也并不是完全无法替代的。只要在日常饮食中有意识地多加注意，即使避开含有牛奶的食物，也能提供足够的营养。

对于母乳喂养的婴儿来说，如果对牛奶蛋白过敏，一般是建议继续母乳喂养，只是妈妈需要回避牛奶及牛奶制品。由于这一做法可能会影响妈妈的营养摄入，因此，哺乳期妈妈应在此期间额外补充钙剂，适量多摄入一些富含优质蛋白质的食物，同时也要定期进行营养评估，以确保身体的健康。如果妈妈回避了牛奶及牛奶制品，孩子的过敏症状仍然丝毫没有缓解，除了不能让孩子接触牛奶及其制品，还可以考虑用氨基酸配方奶粉和深度水解配方奶粉替换普通配方奶粉。氨基酸配方奶粉和水解配方粉的营养是能够满足孩子的营养需求的。

对于大一点的孩子对牛奶过敏，不能选择牛奶和牛奶制品，但可以另外选择一些高钙奶源。如果需要为孩子补充钙，可以多食用富含钙的食物，如芝麻、菠菜、豆腐、西蓝花、无花果等。山羊奶相对于牛奶来说，致敏性很低。优质蛋白质和脂肪的食物来源有很多，家长也可以为孩子提供鱼、瘦肉、坚果、牛油果、全谷物等食物。

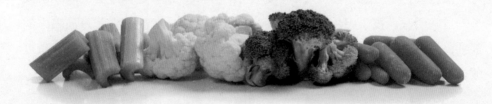

鸡蛋

鸡蛋过敏主要发生在婴幼儿时期，大多数对鸡蛋过敏的人会随着长大而脱敏，成年人中对鸡蛋过敏的很少。也就是说，从6个月开始添加辅食到四岁左右，是鸡蛋过敏的高发时期。因此，对开始添加辅食的孩子要重点关注鸡蛋过敏。

鸡蛋中的过敏物质主要存在于蛋白中。据调查研究显示，蛋白中含有四种蛋白成分，会与人类血清结合，可能引起过敏反应。因此，在鸡蛋中主要引起过敏反应的是鸡蛋白，而鸡蛋黄大概率是安全的。既然蛋白是造成人体对鸡蛋过敏的主要成分，因此孩子在满8个月之后才可以添加

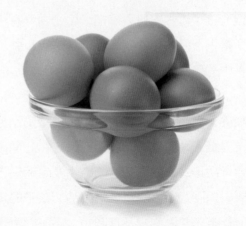

煮熟的鸡蛋黄（水煮的食物最容易消化和吸收），1岁之后再根据实际情况开始添加蛋白，并且每天不要超过1个，以减少蛋白引起的过敏可能。在日常食物中，鸡蛋的隐藏来源有很多，比如面包、蛋糕等烘焙食品，蛋黄酱、沙拉酱、肉丸、奶油馅料、冰激凌、牛轧糖、饼干、某些面条等。家长在购买食物的时候一定要注意查看配料表，注意规避含有鸡蛋的食物。

如果发现孩子吃了鸡蛋之后出现呕吐、急性腹泻、湿疹等情况，就需要考虑是不是过敏了。家长可以带孩子去医院进行皮肤测试，检测孩子是不是对鸡蛋过敏。益生菌能够有效平衡免疫蛋白抗体，在一定程度上可以改善孩子的过敏情况。孩子出生6个月之后，可以从米粉、米糊、菜泥等开始添加辅食，但是过敏体质的孩子要尽量延长母乳喂养的时间。为防止出现鸡蛋过敏，蛋白最好在孩子1岁以后再考虑添加。

如果已经确定孩子确实是对鸡蛋过敏，就要马上停掉鸡蛋和一切与鸡蛋有关的食物，半年之后再慢慢重新添加。切不可因为着急，十天半月就给孩子试一次，这样反而会使过敏更严重。鸡蛋中的营养很丰富，如果从鸡蛋过敏体质的孩子的饮食中除去鸡蛋，可能会造成营养不均衡。因此，家长在给孩子选择食物时，在避免鸡蛋营养缺失的同时，也要找到可以替代的食品，适当为孩子补充营养。

鸡蛋中的营养素	可替代食物来源
蛋白质	牛奶、鱼、肉、坚果、大豆
硒	鱼、牛肉、鸡肉
维生素 B_2	牛奶、肉、深绿色蔬菜、杂粮
维生素 B_5	牛奶、肉、鱼、杂粮
维生素 B_{12}	肉、鱼、牛奶
铁	肉、鱼、大豆、干果

花生和树生坚果

花生和树生坚果看起来好像是一类，但是花生根本不属于树生坚果的范畴，而是豆科植物的一种。不过，花生与树生坚果的过敏信息（如反应的严重程度、诊断检测、排除食物来源等）几乎是完全相同的。

在所有的食物过敏中，花生过敏既是常见的过敏之一，也是最容易引起严重反应的食物过敏。花生造成严重的全身性过反应的概率远比小麦和牛奶高。人体对花生出现的变态反应有面部水肿、口腔溃疡、皮肤风团疹，严重的还有可能发生急性喉水肿，导致窒息，危及生命。与鸡蛋、牛奶引起过敏一样，食用花生之后所发生的食物过敏是由于花生中所含有的特殊蛋白会诱发免疫系统产生异常反应，因此，对花生过敏的孩子不要食用花生或含有任何花生成分的食物。如果孩子对花生过敏，哺乳期的妈妈也要避免食用花生。但是有研究表明，如果只有孩子的爸爸对花生过敏，妈妈在孕期饮食中不需要刻意避开花生，甚至妈妈可以在哺乳期的饮食中适量添加花生，通过母乳使孩子避免过敏。

花生在油煎和蒸制之后，其中的过敏原与体内IgE的结合能力会降低，致敏的能力也随之降低。经过烘焙处理的花生，其淀粉糊化、蛋白质变性，引起过敏的能力比生的花生还要高。有资料显示，国外花生过敏的人群比国内多，主要原因就是在外国，人们更喜欢将花生烘焙之后再食用。因此，在烹饪花生的时候尽量用油炸、蒸，而不用烘焙。含有花生成分的致敏食物有花生油、冰激凌、花生酱、糖果、巧克力棒、酱汁、卤汁、谷类食品、能量棒等。据统计，确诊花生过敏的孩子大概有四分之一会在青年时期脱敏。由专业医生指导的口服脱敏治疗可能有效，但是如果花生过敏是在成年期爆发的，那么基本上无法脱敏。

我们所说的树生坚果包括核桃、杏仁、腰果、栗子、夏威夷果、开心果、榛子。当然，也并不是说只要对其中的一种树生坚果过敏了，其他的树生坚果就都不能吃了。一般情况下，可以谨慎尝试。

鱼和甲壳贝类

吃鱼过敏是先天性食物过敏的一种，是因为鱼体内含有组胺，如果人体内缺少可以分解鱼肉中组胺的酵素，一旦组胺被人体吸收，进入免疫系统，就会引发过敏现象。吃鱼过敏没有办法通过饮食来改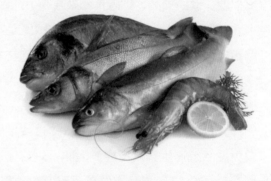善。相比之下，甲壳贝类引起的过敏更加常见，也更加严重。一旦对甲壳贝类食物过敏，往往难以自愈。

对鱼和甲壳贝类过敏的孩子会出现下面的症状：脸部潮红、皮肤过敏、眼结膜充血、头痛、头晕、心悸、口渴、喉咙烧灼和嘴唇红肿等。还有的孩子会四肢麻木、全身无力、烦躁不安，更严重的还可能出现哮喘、呼吸困难、晕厥等症状。

容易引起过敏的鱼主要是青皮红肉的鱼类，如竹荚鱼、鲐鱼、金枪鱼、秋刀鱼、鲭鱼、沙丁鱼、青鲮鱼、金线鱼等海鱼或淡水鱼鲤鱼。这些鱼的活力比较强，皮下肌肉的血管比较发达，血红蛋白含量高，含有较高的组氨酸，经组氨酸脱羧酶的作用脱羧而形成组胺。容易引起过敏的甲壳贝类主要有螃蟹、虾、龙虾等甲壳类食物和蛤蜊、牡蛎、扇贝、贻贝等软体动物。

另外，鱼类在放置期间有个自溶的过程：释放组氨酸—脱羧—组胺。组胺积蓄得越多，越容易发生过敏反应。鱼肉中所含组胺还与鱼的新鲜度有关，鱼肉越不新鲜，形成的组胺越多，所以一定不能吃不新鲜或腐坏了的鱼。

如果是有家族过敏史，如花粉过敏、哮喘或食物过敏等，建议孩子等到3岁以后再吃鱼和甲壳贝类食物。

大豆

大豆是公认的健康食物之一，豆奶、豆浆、豆腐等豆制品是我们补充植物蛋白质的重要来源，豆油、酱油都使用了大豆，大豆是大多数加工食品的添加剂，也作为卵磷脂添加在许多保健品中。对于大豆过敏者来说，绝大多数过敏反应都是轻微的，以皮肤反应比较多，像花生过敏那样引起全身性严重过敏反应的情况非常非常少。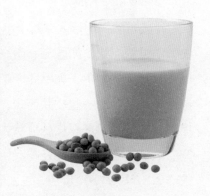

大多数对大豆过敏的孩子随着年龄的增长会慢慢不再过敏。对大豆过敏的人要避免食用含有大豆的食品，比如豆腐、豆芽、腐竹、酱油、豆豉、毛豆、营养保健品等。在食品的成分列表中，需要避开含有"大豆、水解大豆蛋白、黄豆、大豆卵磷脂"的食物。还有一些大豆的隐性来源需要注意，比如人造黄油、蛋黄酱、巧克力、炸鸡块、香肠、坚果酱、花生酱、人造肉、植脂末、味噌等。

为避免过敏反应，对大豆过敏的孩子要回避含有大豆的食物或饮料。大豆中的营养成分可以通过下面的食物来获取。

大豆中的营养素	可替代的食物来源
蛋白质	肉、鱼、鸡蛋、牛奶、花生、坚果
维生素 B_1	肝脏、肉、坚果
维生素 B_2	牛奶、深绿色叶菜、谷物
维生素 B_6	谷物、种子、肉类
钙	牛奶、奶酪
铁	肉、鱼、全麦食品
硒	牛肉、鸡肉、鱼、坚果

小麦、麸质

小麦过敏指的是人体对于小麦蛋白所引起的IgE介导的过敏反应，可引发典型的过敏症状，如腹泻、腹胀、便秘、皮肤红肿、瘙痒等情况。婴幼儿多以胃肠道症状为主，如呕吐、腹痛及腹泻，肠道症状会随着年龄的增长而逐渐减轻。也会有一些皮肤症状，如反复湿疹、荨麻疹、血管性水肿、皮肤瘙痒等。学龄儿童多以皮肤症状为主，可能还会伴有呼吸道症状，如流涕、鼻塞、咳嗽、喘息、胸闷及呼吸困难等。麸质过敏指的是小麦中的麸质所引起的非IgE介导的免疫反应，主要累及皮肤，部分伴随呼吸道、消化道症状，严重时可危及生命。

小麦、麸质过敏的诊断主要以食物回避–激发试验为主，辅以皮肤点刺和血液试验。对于已经确诊为小麦、麸质过敏的孩子来说，既要注意在饮食中回避小麦及其制品，也要避免吸入面粉。随着年龄的增长，多数孩子对小麦和麸质的过敏症状会逐渐减轻甚至消失。

小麦和麸质的常见来源有馒头、水饺、包子、饼、面包、饼干、蛋糕、面条等，一些隐藏来源需要多加注意，如糖果、巧克力棒、人造肉、牛肉干、肉丸、沙拉酱、香肠、沙拉汁等。如果想要吃面食，可以用下面这些食物磨成粉制作成面食食用：荞麦、玉米、大米、高粱、大豆、木薯、小米、燕麦（需要标注为"无麸质"）、土豆、藜麦等。

婴儿食物过敏

由于婴儿的肠道菌群是不完善的，肠道发育也不成熟，所以食物过敏在婴儿之中最为常见。从出生后喝第一口奶开始，家长就要关注婴儿食物过敏。大部分的食物过敏是可以避免的，只要提前做好功课，为婴儿创造一个不易过敏的环境，就有可能减少很多食物过敏的现象。

为什么婴儿更容易食物过敏

首先，这是由婴儿的生理结构决定的。成人的肠道中覆盖着以厌氧菌为主的细菌群，这些肠道细菌和它们的分泌物能够形成一层保护膜，堵住肠壁细胞之间的缝隙。婴儿肠道还没有完全发育成熟，他们在妈妈肚子里的时候肠道内是完全无菌的，出生后需要慢慢建立肠道菌群。只有建立起健康、完整的肠道菌群，才可以堵住肠壁的缝隙，防止未经完全消化的食物颗粒进入血液而引发过敏，还可以促进食物消化。正因为健康、正常的肠道菌群需要慢慢建立，不可能一蹴而就，所以婴儿更容易食物过敏。

其次，小婴儿与外界的接触还不多，不能跑不能跳，不能随便乱摸东西，出门的次数也有限，所以接触性过敏和吸入性过敏对他们来说不太常见。

从第一口母乳开始预防过敏

对于刚出生的婴儿来说，最合适、最有营养的食物当然就是母乳。母乳优质、安全、喂养方便，不仅营养物质含量丰富，还含有多种免疫抗体和活性酶，可以大大降低和减少婴儿过敏现象的发生。尤其是分娩后前5天所分泌的淡黄色、质地黏稠的初乳，营养特别全面、丰富，有着"赛黄金"的美称。婴儿在妈妈身体内的时候，肠道内是完全无菌的。如果是自然分娩，在分娩的过程中婴儿会在产道接触一小部分细菌。出生以后的母乳喂养会给婴儿提供大部分的肠道菌群来源。只有及时建立健康、完善的肠道菌群，才能够有效避免过敏。

如果婴儿吃到的第一口奶是配方奶粉，在肠道菌群还没有建立的时候，配方奶粉中的异性蛋白质就有可能透过肠壁细胞之间的缝隙进入血液，刺激免疫细胞B细胞，使B细胞释放出IgE附着在肥大细胞上，这就形成了致敏状态。就算之后一直是母乳喂养，一旦再次接触配方奶粉或者牛奶，就会变成过敏状态。因此，婴儿出生后的第一口奶最好是母乳。

坚持 6 月龄内纯母乳喂养

这里所说的纯母乳喂养，是指孩子从出生后的第一口奶开始就是母乳喂养，至少要坚持6个月。根据世界卫生组织、国际母乳协会以及联合国儿童基金会的建议，至少要坚持6个月的纯母乳喂养，6个月以后开始添加辅食，并继续母乳喂养至2岁。这对婴儿和妈妈来说都大有好处。

首先，母乳中含有将近200种营养成分，可以满足婴儿出生6个月内生长发育所需要的全部营养需求，这是任何配方奶粉都比不了的。

其次，当6个月以上的婴儿开始添加辅食之后，母乳依然可以提供一半甚至更多的营养物质。也就是说，母乳完全是根据婴儿对营养的需要程度而自动调整的。

再次，母乳中含有免疫抗体，这些免疫抗体经由母乳传给婴儿，可以增强婴儿的免疫力，在一定程度上免受多种病毒的侵袭。

最后，母乳中的蛋白对于婴儿来说是同种蛋白，一般情况下不会引起免疫系统的异常反应而诱发过敏。

母乳不够怎么办

并不是所有的新妈妈都能在产后马上就有足够婴儿吃的母乳。很多新妈妈在刚开始的时候母乳分泌很少，甚至没有，这时看着哇哇哭的婴儿就会担心把刚出生的婴儿饿坏了，于是赶紧拿出早已准备好的奶瓶、配方粉，给婴儿冲上喂下去，婴儿吃饱了就会心满意足。这种心情可以理解，但是做法却不太妥当。

实际上，婴儿在出生之前就已经囤积了一部分自己所需要的营养，就是为了给妈妈留出时间来分泌母乳。孩子刚出生的时候，他的脂肪是灰色脂肪（也叫棕色脂肪），足够维持一段时间的能量，所以不要过度担心会饿坏孩子而急于喂配方奶粉，剥夺了孩子第一口吃母乳的权利，增加孩子出现过敏的概率。母乳喂养是"按需分配"的，也就是说，婴儿吮吸得越多，母乳的分泌就越多，婴儿吮吸得越少，母乳的分泌也就相应减少。如果觉得母乳不够多，最好的方法就是让婴儿早吮吸、多吮吸，这样才能让母乳越来越多。

如果婴儿在出生后体重下降没有超过出生时的7%，就应该坚持母乳喂养；如果超过了7%，可以在每次母乳之后补充部分水解配方奶粉。如果是先给婴儿喂普通配方奶粉，再进行母乳喂养，也有可能出现"母乳喂养下牛奶蛋白过敏"。

避免错误的母乳方式

随着生活水平的不断提高，生活越来越精致化，我们的卫生意识也越来越强。本来讲卫生是一件好事，但是有的家长认为孩子接触到的细菌越少越好，恨不得给孩子创造一个无菌环境，于是出现了很多看似是为了孩子好，实际上却是错误的母乳方式。

过度清洁乳头
有的妈妈总觉得自己乳房部位的皮肤不够干净，每次喂奶前都会用消毒纸巾将乳房和乳头擦一遍，再来喂孩子。实际上，妈妈乳房部位的细菌正是婴儿所需要的，它们能够帮助婴儿顺利建立肠道菌群。而且消毒纸巾使用过于频繁有可能让婴儿把消毒剂吃进肚子里去，容易导致过敏。

先挤出一些陈奶
有的妈妈认为"前面的奶是陈奶，不干净"，所以习惯每次喂奶时先挤出一些奶，等乳汁呈纯白色后再喂孩子。殊不知妈妈的乳管内有婴儿所需要的厌氧菌，可以帮助婴儿建立肠道菌群。

用奶瓶喂母乳
有些妈妈觉得直接母乳喂养不知道孩子吃了多少，担心不能保证每天的奶量，所以用吸奶器将母乳吸出，再倒入奶瓶中来喂给孩子。这样不仅很麻烦，又不利于母婴感情的建立，还容易让婴儿产生乳头混淆。

如果想知道母乳喂养的量到底合适不合适，可以参考下面的标准：

- 每天 8 ~ 12 次母乳喂养。
- 每次喂完至少能够排空一侧乳房。
- 喂奶的时候能听到婴儿保持一定节律的吸吮和吞咽声。
- 出生后的第 1 天和第 2 天，婴儿至少排尿 2 次。
- 出生后第 3 天开始，每天排尿 6 ~ 8 次。
- 每天排便 3 次以上。

如果符合以上标准，就表明母乳喂养的量是合适的，不需要先吸出来再用奶瓶喂，也不需要添加配方奶粉来混合喂养。

母乳过敏怎么办

除了牛奶过敏、配方奶粉过敏，母乳过敏的现象也是存在的，但是发生率特别低。如果怀疑是母乳过敏，一定要到专科医院请医生做检查，不能因为自己怀疑是母乳过敏就不给孩子吃母乳了。

如果在母乳期间孩子出现过敏症状，首先应该排除母乳之外的食物或药物，如钙剂、牛初乳、鱼肝油等。如果这些都确定不是过敏原，还要从妈妈的饮食中考虑。先把一些容易引起过敏的食物从妈妈的饮食中去掉，比如牛奶、鸡蛋、海鲜、大豆等。如果妈妈的饮食改善之后，孩子的过敏症状明显减轻、缓解，那就证明有效，再把之前从妈妈的饮食中减掉的食物一样一样慢慢加回去，从而确定到底是哪种食物导致孩子过敏。如果妈妈的饮食改善之后，孩子的过敏症状没有减轻和缓解，那么就需要去咨询专业的医生是否需要停掉母乳，选用深度水解蛋白配方奶粉或者氨基酸配方奶粉。

还有一点需要注意的是，如果哺乳期的妈妈忽然发现自己吃了某种食物之后导致孩子出现全身红疹并且伴有瘙痒，这属于急性过敏，妈妈应该立即停止食用这种食物，并且及时给孩子服用抗过敏药物以缓解急性过敏症状。孩子常用的抗过敏药物有仙特明、开瑞坦。

配方奶粉怎么添加

虽然我们都知道母乳的好处，但是在实际生活中，确实有一些妈妈因为各种原因不能进行纯母乳喂养或者母乳喂养，那就需要添加配方奶粉。需要注意的是，对于1岁以内的孩子来说，能够用来代替母乳的只能是配方奶粉，绝对不能用成人奶粉、鲜奶、豆奶等来代替母乳，因为这些食物不仅营养不全面，也不利于孩子消化吸收。

一般来说，普通的配方奶粉会按照月龄分为1段配方奶粉、2段配方奶粉。其中，1段配方奶粉适合6个月之前的小婴儿，2段配方奶粉适合6个月及以上的孩子。

另外还有一些特殊的配方奶粉，有部分水解蛋白的，有深度水解蛋白的，有不含牛奶蛋白的，还有不含乳糖的，等等。有家族过敏史的孩子，如果确实因为母乳不足或无法母乳喂养而需要添加配方奶粉，优先选用部分水解蛋白配方奶粉，预防过敏。已经确诊为牛奶蛋白过敏的孩子，优先选用深度水解蛋白配方奶粉，用以缓解、治疗牛奶蛋白过敏所引起的常见症状。氨基酸配方奶粉是不含牛奶蛋白的，既可以用来诊断牛奶过敏，也可以为牛奶过敏的孩子提供营养支持。水解蛋白将牛奶蛋白做了分解，不含乳糖，适合对乳糖不耐受的孩子，因此在孩子既过敏又腹泻的时候用这种配方奶粉最合适。在这里要提醒家长注意，特殊配方奶粉应在专业医生的指导下使用。

添加辅食一定要关注食物过敏

当孩子长到6个月，就要开始添加辅食了。虽然这个时候母乳（或者配方奶粉）还是孩子的主要营养来源，孩子大部分的热量、优质蛋白质、钙和免疫力都是通过母乳来获得，但是单一的母乳也不能完全满足现阶段孩子的需要了。因此，6个月开始添加辅食是非常有必要的。

这里要避免两个误区。一个是认为6个月添加辅食是因为母乳快没营养了，既然开始吃辅食了就干脆别吃母乳了，辅食里面什么营养都有；另一个则与此相反，认为自己家孩子母乳完全够吃，辅食的营养没有母乳好，不着急添加辅食。实际上这两种想法都不对。6个月的孩子既需要母乳，也需要辅食，这时是以母乳为主，辅食为辅，辅食要慢慢添加，注意食物过敏。除了满足孩子的营养需求之外，6个月开始添加辅食对于孩子来说也是最合适的时候。因为这个时候孩子的胃肠道器官已经发育得相对完善，可以消化吸收新的食物，孩子的认知水平、感知力也慢慢发展起来了。

6个月并不是一个绝对准确的时间点，具体还要结合孩子的情况来判断是不是可以开始添加辅食。如果6个月的孩子能做到以下几点，就说明可以开始添加辅食了。

- 孩子能灵活控制自己的脖颈部位。
- 在家长的帮助下可以坐稳或者自己就能坐稳。
- 喜欢看别人吃饭，并且对吃饭表现出兴趣，闻到食物的香味会不自觉地将脖子往前伸，会盯着别人吃东西、流口水、抢筷子等。
- 当食物靠近嘴巴时，舌头的推吐反射消失，反而是张开口来迎接食物，并具备吞咽能力。
- 孩子的身体状况和情绪都比较好。

孩子辅食添加最重要的原则就是要循序渐进，既有利于保护孩子脆弱的肠胃，也有利于预防、避免和有效控制食物过敏。食物过敏是添加辅食的时候最应该注意的问题。

每次只添加一种新食物，可以观察孩子过敏不过敏。同时添加辅食的顺序要由稀到稠、由细到粗，既要看孩子的咀嚼能力，也要看孩子的消化和吸收情况。如果孩子吃泥糊状食物吃得很好，大便也正常，就可以考虑慢慢添加稍微粗一点的食物。如果添加了粗一点的食物之后，在孩子的大便中能看到原始食物，比如吃了胡萝卜丝之后在大便中发现了胡萝卜丝，吃了碎菜叶子之后在大便中发现了碎菜叶子，这说明孩子的牙齿咀嚼功能还没有发育好，还不能磨碎粗一些的食物，那就要过一段时间再添加。如果在孩子的大便中没有发现原始食物，说明消化吸收正常，可以放心吃。

此外，很多妈妈给孩子添加辅食的时候，经常会纠结究竟是自己做还是直接买成品辅食。一般来说，成品辅食的营养比较全面，但在制作和加工的过程中难免会加入一些添加剂，有些孩子可能会对添加剂过敏。另外，有的辅食里面可能会含有容易导致过敏的食物，比如花生，因此为了安全起见，建议还是家长自己为孩子制作辅食。

3岁之前不要给孩子吃大人的饭菜

从孩子开始添加辅食，我们就应该让他坐在餐桌前，感受大家一起进餐的氛围和仪式感。不过，虽然都坐在餐桌前，但吃的东西可不能混淆。其一，大人的饭菜食物块状比较大，不适合牙齿和咀嚼功能还不完善的孩子。其二，大人的饭菜油、盐和其他调味料放得比较重，孩子一旦尝试了这种重油重盐或者很甜的食物，就会对相对清淡寡味的辅食失去兴趣，变得不爱吃辅食了。孩子的味觉从清淡的食物向重口味食物转变很简单，当吃惯了重口味，再想习惯清淡的食物就很难了。所以，3岁之前不要给孩子尝试大人的饭菜，哪怕一口两口都会影响孩子吃辅食的食欲。

3岁之后，孩子可以跟大人一起吃同样的饭菜了，大人的饭菜也要相应少油少盐一些。实际上，少油少盐的饭菜对孩子和大人的健康都是非常有好处的。

如果孩子在吃完某一种食物的几分钟后，发生口唇、口腔黏膜、舌头甚至咽喉部黏膜水肿、充血等反应，这种现象称为口过敏综合征。口过敏综合征是过敏发生时消化道症状的主要表现之一，但往往容易被人忽视。一般来说，家长观察孩子是否过敏都会把重点放在观察孩子有没有呕吐、腹泻等症状上，很多时候会忽视嘴巴所体现的症状。当孩子吃完一种食物，如果只是单纯的嘴巴周围发红，那很有可能只是受到食物刺激的一种表现；但如果孩子吃了一种食物以后嘴巴变肿了，那很可能就是过敏了。

虽然孩子还小，语言表达能力还不行，不能完全说出不喜欢某种食物的原因，但是如果发现孩子吃其他食物都挺好，唯独躲避或拒绝吃某一种食物，而且吃完后嘴巴变得又红又肿，那就要立即对孩子口腔的相关部位进行检查。家长可用一只小勺（建议采用勺把，也可用扁平的条状物，以减少给孩子带来的不适），在保证安全的情况下，轻轻撬开孩子的嘴，压低舌头，观察孩子的舌头、咽喉等部位，看是否出现了红肿。如果是，那么就可确认孩子确实发生了过敏反应。此时，家长应立即停止给孩子吃这种食物。

如果家族中有过敏史，那么孩子出现过敏的可能性就会增加很多。这种情况下，家长过敏的食物最好晚一点再给孩子尝试，这样能从一定程度上预防过敏，从而确保孩子获得充足的营养，健康成长。另外，也不是说父母过敏的食物孩子吃了就一定会过敏，也不能永远都不给孩子尝试这些食物。对于这些家长过敏的食物，要循序渐进，慢慢地给孩子添加。家长只有先避开自己过敏的食物，日后再慢慢让孩子接触，才能有效预防过敏的发生。

平衡营养与防过敏

在孩子的喂养问题上，尤其是对于有家族过敏史或者已经过敏了的孩子，家长会在不自觉中走两个极端，难以做到平衡营养与预防过敏的平衡。比如，有的家长会觉得保证孩子的营养是最重要的，所以对那些富含营养但是很可能导致过敏的食物一点都不规避，依旧让孩子食用；也有的家长把过敏视为"拦路虎"，唯恐孩子生病、过敏，只要是有可能会过敏的食物全部拉进"黑名单"，不顾及孩子的营养摄入。实际上，营养和防过敏并不是完全对立的，家长完全可以平衡两者之间的关系，让孩子既能吃得营养，又不出现过敏。

如果孩子正处于食物过敏的阶段，那么不管多有营养的食物，只要有加剧过敏的可能，就一定不能让孩子吃。为了保证营养，家长可以选择含有相同营养而不易致敏的替代食物。比如孩子对海鲜过敏，可以选择牛奶或者豆制品来补充蛋白质。另外需要注意的是，除了要警惕易过敏的食物，也要多注意食物中隐藏的致敏成分。我们在日常生活中经常接触的很多食物都含有鸡蛋、牛奶、坚果等成分，家长稍有疏忽就会让孩子误食致敏物。因此，家长给孩子买食物的时候要多注意查看食品成分表，仔细比对之后再购买。

06

食物过敏了怎么办

找出食物过敏原

找出食物过敏原，对于孩子过敏症状的缓解和过敏的治疗都至关重要。如果发现孩子在食用某一食物后，立即出现恶心呕吐、腹痛、腹泻、皮肤瘙痒、荨麻疹等过敏症状，那家长就比较容易判断到底是哪种食物引起了过敏反应。如果是在吃了某种食物几小时以后才有过敏症状的表现，那么就会增加家长判断的难度。因此，家长要多留心孩子的饮食状况，尤其是出现了过敏的情况之后，因为这对排查过敏原十分重要。

对于疑似的致敏食物，家长要仔细做好饮食记录，包括什么时间吃了哪些东西、怀疑哪些是过敏原、吃了多少、症状间隔多久等。只要这样连续记录几天，就能发现其中的规律，很快找出食物过敏原。找到可疑致敏食物之后，家长最好在专科医生的指导下进行详细排查。

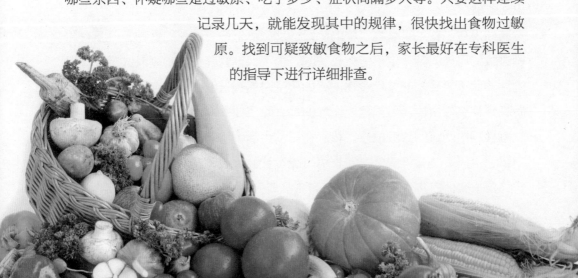

另外，家长在给孩子添加辅食的时候还要特别注意循序渐进。循序渐进地添加辅食，既有利于保护孩子脆弱的肠胃，也有利于预防、避免和有效控制食物过敏。辅食每次只加一种，如果3天之内吃了几次都没有出现过敏的症状，就可以再试着加另一种食物，这样才能确定孩子对这种新食物是不过敏的。

对症治疗食物过敏

所谓对症治疗食物过敏，指的就是根据食物过敏出现的根本原因，用合适的药物来治疗食物过敏。

前文说过，食物过敏是由于人体的免疫细胞B细胞产生的IgE附着在肥大细胞的表面刺激肥大细胞，导致肥大细胞破溃，破溃的肥大细胞会释放出组胺，从而出现过敏的各种症状。我们之所以会表现出这些过敏症状，就是因为组胺。所以，有几种专门对抗组胺的药物，如氯雷他定、苯海拉明、盐酸西替利嗪等，只要出现了过敏症状以后服用这些抗组胺的药物，组胺就会减少，就能有效缓解不适症状。

另外，还有一种药物是通过稳定肥大细胞的细胞膜来减少组胺的产生，这就是激素。激素能够有效地稳定肥大细胞的细胞膜，减少或者避免组胺的产生和释放。常见的激素药物有曲安奈德益康唑、氢化可的松等。

不过，虽然这些抗组胺药物和激素药物能够暂时减少组胺的释放，减轻不适症状，但是并不能够从根本上阻止组胺的产生，更不能根除过敏。这些药物如果长期服用，还会产生不良反应，对健康产生不利影响。想要标本兼治，还是需要对因治疗。

对因治疗食物过敏

想要根治食物过敏，需要对因治疗，也就是先找到食物过敏的原因，然后再根据这个原因找到治疗的有效方法。

比如说孩子对牛奶蛋白过敏，每次喝牛奶都会出现过敏反应。针对"牛奶蛋白"这个原因，我们就可以把一个完整的牛奶蛋白分解成很多很小很小的部分，这样牛奶蛋白的营养成分没有任何损失，但是由于它的生物结构已经不完整了，所以过敏性就会明显降低或者直接消失。这种分解技术被称为水解技术，分解后的蛋白就是水解蛋白。根据水解的程度不同，可以将水解蛋白分为部分水解、深度水解和氨基酸配方，这也就是我们所熟悉的部分水解配方奶粉、深度水解配方奶粉和氨基酸配方奶粉。

如果是不到2岁又不能喂母乳的孩子对牛奶蛋白过敏，就可以先用氨基酸配方奶粉保证营养需求，等一段时间后，如果孩子的过敏症状逐渐消失了，就可以换成深度水解配方奶粉。深度水解配方奶粉可以治疗牛奶蛋白过敏。

对于其他食物过敏来说，脱敏治疗很有成效。所谓脱敏治疗，指的是用逐渐增加的微量过敏原，比如牛奶蛋白、鸡蛋等，来逐步增强体内对过敏原的耐受度，最终达到治疗过敏的目的。虽然针对儿童的脱敏治疗还在研究当中，但是前景是很不错的。

益生菌治疗食物过敏

人体中的免疫细胞B细胞是一种中性粒细胞，它在受到不同的外来刺激后，就会产生不同的抗体。如果是受到了细菌的刺激，它就会产生抗感染的IgG（免疫球蛋白G）、IgA（免疫球蛋白A）和IgM（免疫球蛋白M）；如果它受到了过敏原的刺激，就会产生诱发过敏的IgE（免疫球蛋白E）。也就是说，谁能更早、更快地刺激B细胞，就决定了B细胞是抗感染还是致敏。

而益生菌作为细菌的一种，既可以活化肠道上的上皮细胞，增加肠道的屏障功能，从而避免过敏原从肠壁缝隙进入血液，又能够刺激B细胞增殖，使IgA、IgG、IgM的抗体水平增加，B细胞对过敏的反应也就减弱了。就算有少量过敏原进入血液，过敏也没有太大的机会发生。因此，为了防止、治疗过敏，可适量为孩子补充益生菌。因为孩子还在妈妈肚子里的时候，他的肠胃中是完全无菌的，所有的肠胃细菌都是出生以后获得的，也就是说，我们肠道中所有的细菌都是外来的，是通过食物、接触物等媒介进入胃肠道的。

因此，家长不用担心服用益生菌会破坏肠道内的细菌。服用益生菌能够清除不健康的细菌，使肠道更加健康。

需要注意的是，如果想要用益生菌来治疗过敏，那么这些益生菌就必须是活菌，而且需要使用3~6个月，这样才能保证益生菌发挥其治疗过敏的功效。不过，我们有些益生菌吃的时候是活的，吃下后会被胃酸、胆汁或分泌液"杀死"。只有真正的活的益生菌才能抗胃酸、抗胆汁、抗分泌液，在肠道中存活下来并繁殖，产生过敏抗体。

如果用益生菌给孩子治疗过敏，需要注意以下几点：

- 益生菌怕"热"，所以冲调时的水温应以37℃左右为宜。

- 益生菌可以和食物或营养素一起服用，但是在补充益生菌的时候，一定要停吃过敏食物，躲避过敏原。

- 抗生素不仅会杀死有害细菌，也会杀死益生菌，所以一定要避免将益生菌与抗生素一起服用。如果确实需要抗生素和益生菌都服用，那么二者的使用至少间隔2小时。

- 活菌数量的多少会影响治疗效果，因此治疗过敏尽量不要选择益生菌含量较少的食物。比如有的家长会给孩子选择含有益生菌的配方奶，觉得这样能一举两得，既补充了营养，又补充了益生菌。但是这种配方奶虽然对预防过敏有用，它里面所含有的益生菌的数量却远远起不到治疗过敏的作用。各种益生菌活菌含量各不相同，家长应根据产品的安全指示来正确补充。

- 益生菌在氧气里暴露的时间越长，死亡的越多，活菌的数量也就越少。因此，服用益生菌应现吃现打开包装。还要仔细阅读说明书，并按照要求保存益生菌。

躲避疗法治过敏

一旦孩子被确诊为食物过敏，也明确查出了致敏的食物，家长就要在孩子的饮食中完全躲避这种食物至少半年，这就是躲避疗法。躲避疗法的目的就是要让身体"忘记"过敏原。因为有研究表明，人体的免疫反应会随着过敏原的不断刺激而不断加强，也就是说，不断地让孩子进食含有致敏原的食物，就会让身体不断地加深过敏记忆，越刺激过敏反应就越强烈。相反，如果长时间不去刺激它，过敏反应就会慢慢减弱直至消失。

躲避疗法不仅要回避过敏食物，也要回避含有致敏原的食物。躲避疗法的关键就在于完全躲避。如果一个孩子查出来对牛奶过敏，在日常饮食中完全回避了牛奶，却还吃一些含有牛奶成分的面包、蛋糕、点心，这样的饮食回避是无效的。只有完全回避过敏原，才有可能用躲避疗法治疗食物过敏。随着胃肠道功能的成熟和免疫系统的逐渐完善，孩子可能会对过敏食物产生耐受。家长要留心观察孩子的生长状况，除有严重过敏反应的孩子外，家长可以在躲避半年之后给孩子喂食少量引起过敏的食物，来确定是否还需要继续避食。如果没有出现过敏反应，就说明已经产生临床耐受，可以不再避开该食物了。当然，家长也可以带确诊过敏的孩子每年复诊一次，确定是否仍然会对此种食物过敏。

补充维生素 C

维生素C存在于各种新鲜的蔬菜、水果之中，是人体必需的一种营养素。维生素C不仅可以减少体内因新陈代谢产生的自由基，还可以缓解或预防过敏症状。从这点来看，维生素C特别适合易过敏体质的人。有临床试验表明，维生素C能较好地缓解过敏，结合药物一起使用的效果更佳。要注意的是，维生素C对缓解过敏性疾病症状虽然有用，但是也不能补充过量，否则会导致其他疾病。

补充维生素C的途径有很多。首先，最安全有效的方式是食补，也就是通过食物来补充维生素C。过敏体质者从食物中获取维生素C，是相对来说比较安全的。因为在正常情况下，食补很少会出现摄入过量的情况，不会引起不良反应。

通过食物来补充维生素C取材相对容易，日常生活中富含维生素C的食物有很多，大都存在于口味酸甜的蔬果之中，含量较多的有西红柿、西蓝花、白菜、草莓、橙子、猕猴桃等。

富含维生素 C 的水果、蔬菜：

- 柑橘类的水果：如橘子、柠檬、柚子、橙子。

- 枣类的水果：如红枣、青枣、乌枣、酸枣。

- 其他水果：如猕猴桃、苹果、梨、草莓。

- 瓜茄类蔬菜：如丝瓜、黄瓜、苦瓜、茄子、西红柿。

- 叶菜：如芹菜、韭菜、白菜、油菜、菠菜。

- 十字花科蔬菜：如西蓝花。

另外，还可以通过服用维生素C药剂来补充维生素C。服用维生素C药剂时，最好在医生的指导下，还要避免与其他药物同时服用，以免影响功效。维生素C虽然有好处，但也不能摄入过量，否则会引起胃痛和肠功能失调，还有可能影响红细胞的产生，使人身体虚弱、疲劳。维生素C片剂应避光于阴凉处保存，以防止变质失效。

积极预防食物过敏

对于没有食物过敏的孩子，家长要积极预防过敏；而对于已经发现有食物过敏的孩子，家长也可以通过下面的措施来积极改变现状。

延长母乳的喂养时间

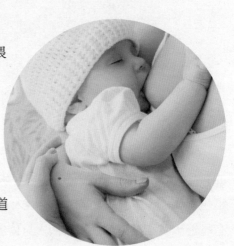

母乳喂养有助于预防过敏，母乳喂养的时间越长，预防效果越好。世界卫生组织建议母乳喂养到两岁。有研究表明，在母乳喂养期间（1岁之后）给孩子引入牛奶，可以大大降低牛奶和其他食物过敏的风险。这是因为母乳中的免疫成分有助于孩子的肠道耐受致敏食物。

注意易过敏食物的引入时间

对于一些容易引起过敏的食物，到底什么时候给孩子引入，才能最大可能地避免过敏的发生？

过敏食物种类	添加时间
乳制品	包括牛奶、奶酪和酸奶，建议在 12 个月的时候引入
小麦	建议在 9 个月的时候引入，但是要控制好，一定不能过量，不要觉得孩子喜欢吃就不限制地给。给孩子提供小麦食品的时候也要给一些谷物食品，如燕麦、玉米、大米制品
花生	一般认为，花生的适宜引入时间为 12 个月以后
树生坚果	建议在 9 个月的时候引入。不过需要注意的是，树生坚果在引入的时候，最好以坚果酱的形式，防止孩子被呛到
鱼和甲壳贝类	建议在 12 个月的时候引入
鸡蛋	建议在 9 个月的时候引入。如果担心引起过敏，可以先给孩子吃鸡蛋黄，蛋白等 12 个月的时候再吃
大豆	建议在 9 个月的时候引入

尽量避开儿童零食

随着生活水平的不断提高，越来越多的儿童零食摆到了超市的货架上，国产的、进口的、补钙的、磨牙的，让人眼花缭乱，父母恨不得把所有好吃的都买回家给孩子尝尝。但是，在孩子2岁之前，还是要尽量避开这些儿童零食。就算这些所谓的儿童零食本身看上去很健康，也在标榜无添加、无防腐剂等，但是它们有可能会干扰孩子对天然食物的喜好。孩子只有多多接触天然的、新鲜的、少加工的食物，才能保护并且塑造自身的味蕾，养成健康的、清淡的口味，这样不仅对预防过敏有好处，对以后的身体健康也大有益处。

学会看食品标签

家里有食物过敏的孩子，家长除了要在日常饮食中避开这些过敏食物之外，还要知道这些过敏食物的过敏原藏在哪里。尤其是对于买来的食物而言，想要知道其中是否含有致敏成分，家长一定要学会看食品标签，确保购买的食品中没有致敏成分，这样才能保证孩子的安全。

像"食用淀粉""蔬菜淀粉"等成分表中常用的食物添加成分就可能来源于玉米、黄豆、土豆或牛奶蛋白。大豆是大多数加工食品的添加剂，也作为卵磷脂添加在许多保健品中。如果对大豆过敏，在食品的成分列表中，需要避开含有"大豆、水解大豆蛋白、黄豆、大豆卵磷脂"的食物。有时候在食品包装上会注明"该生产线（设备）也生产花生制品"，如果对花生过敏，也要避开这种食物。如果对小麦和麸质过敏，在购买燕麦产品的时候要注意一下，产品包装需要标注为"无麸质"，才能防止在收割和加工的过程中掺杂麸质。

总之，如果你对某种食物不清楚或是有疑问，就应该避开这种食物，不要高估孩子对过敏食物的抵抗力，增加让孩子再次发生食物过敏的风险。

少吃加工食品

加工食品中大多含有添加物，如人工色素、香精、甜味剂等，加上农药残留和其他的化学添加剂，虽然食物闻起来更加诱人了，卖相更好了，更甜了，保质期也更长了，但是这些种类各异的添加剂会改变食物中的蛋白质结构，提高致敏性。因此，家长应尽量让孩子少吃加工食品，最好自己制作食物给孩子吃。吃加工食品的时候，应看清标签，躲开过敏原，尽量少吃标识不全、不清楚的食品。

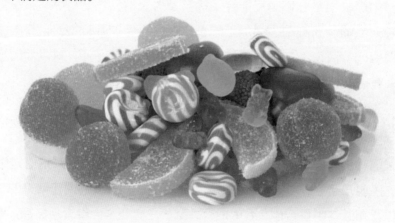

首先，在购买食物前，一定要先仔细阅读产品成分列表，看看是否加入了过多的添加剂。

其次，粉末状食物中的食品添加剂比液体食物要少，购买食物时尽量选择粉末状食物。泥糊状食物中含有水分，为避免变质，厂家往往会添加防腐剂，应尽量避免购买。

尤其需要注意的是，有的食物含有的添加剂比较少，致过敏的成分低，但遇上潮湿的环境很容易腐烂变质，激发过敏因素，因此要尽快食用、妥善保存。

记录孩子的过敏食物清单

俗话说，好记性不如烂笔头。如果家里有过敏遗传基因，或者有食物过敏的孩子，那么为孩子准备一份过敏食物清单是非常有必要的。如果是家里有过敏遗传基因，但是孩子暂时还没有发现食物过敏的相关症状，那么家长也需要一份易过敏食物清单，在这份清单上需要记录好家里其他人的过敏食物，以及一些容易引发过敏的食物，在为孩子准备食物的时候，就需要参考这份清单。如果孩子已经对一些食物过敏了，那么这份清单就需要记录孩子是对哪些食物过敏，过敏反应是轻症还是重症，最后一次因为这种食物引起过敏反应是什么时候。另外，还需要记录另外一些容易引起过敏的食物，在给孩子添加的时候多加注意。总之，一份有准备、有目的的记录清单，可以帮助家长规避过敏食物，有效预防以及减轻过敏。

食物过敏的孩子外出就餐的注意事项

外出就餐越来越普遍，尤其是周末或者节假日，一家人往往会就近选择一个合适的餐厅吃饭。对于不过敏的孩子来说，外出就餐没有那么多讲究，只要选择干净卫生、适合孩子口味的地方就可以了。过敏的孩子就不一样了，家中有过敏体质孩子的家长就要特别小心。那么，带着过敏孩子外出就餐时需要注意哪些事项？

选择卫生、正规的中餐馆

一些卫生条件差、容易存在食品安全隐患的就餐地点，比如路边摊、烧烤摊、大排档、环境差的小饭馆等，并不适合带着孩子去就餐，更不适合带着过敏的孩子去。

另外，带过敏体质的孩子外出就餐时，要尽量选择中餐。西餐中常见的奶油、奶酪、蛋糕、西点等食品中，往往都含有牛奶、鸡蛋、小麦蛋白等容易引起过敏的原料，吃了容易产生腹泻、腹胀或便秘等症状，有的还会出现皮肤红肿、瘙痒等情况。而中餐就相对好一些，食材也比较单纯，炒青菜就是炒青菜，不会放别的东西，肉、鱼等菜品也都能一下看出来原材料是什么。

提前告知服务员过敏原

在外面的餐馆就餐时，一定要提前告诉服务员孩子对什么食物过敏，请他标注在菜单上，这样才能避免致敏食材出现在菜肴里。遇到不熟悉的菜品，也要问清楚里面有什么食材，确保不会让孩子在不知不觉间吃了过敏食物。

尽量选择蒸、煮、炖的菜肴

中餐的种类非常丰富，烹饪方式也是多种多样的。在所有的烹饪方式中，对过敏的孩子最友好的就是蒸、煮、炖的方式。因为这些烹饪方式一般都会选择新鲜的食材，不需要煎、炸、熏、烤，也不需要在制作之前先用多种调料进行腌渍。要知道，调料里面经常会含有一些隐蔽的过敏原。选择以蒸、煮、炖方式烹饪的菜肴，不但有助于胃肠消化，还可以减少引起过敏复发的刺激因素。

不要给孩子喝饮料

外出就餐时，尽量给孩子喝白开水、矿泉水，谨慎选择果汁或饮料。碳酸类饮料会影响机体对钙的吸收利用，降低身体素质，诱发过敏；果汁类饮料含有各种易引起过敏反应的添加剂；豆浆、牛奶等蛋白饮品，可能会因含花生等致敏因子而诱发过敏。

合理选择花生烹饪的方式

花生是重要的食物过敏原，生食花生或花生酱会引起极其罕见的过敏症状，可引起面部水肿、口腔溃疡、皮肤风团疹，严重时可发生急性喉水肿，导致窒息，危及生命。不过，花生经过烹饪加工后，致敏性会有所降低。

煎炸

煎炸花生是中国人常用的加工方式。花生煎炸后，与体内IgE的结合能力会显著降低，故而花生致敏的能力下降。

蒸熟

蒸熟的花生中的过敏原与人体内IgE抗体的结合能力比生花生要降低一半。这主要是因为花生中的部分过敏原会溶于水，从而降低了花生的致敏性。

过敏在皮肤上的表现主要分为两类，

一类是**急性**的荨麻疹，另一类是**慢性**的湿疹。

湿疹和荨麻疹都可能与过敏有关，

但两者有着本质的**不同**。

荨麻疹为急性发作，一般遇到过敏原数分钟至数小时内**即可出现**；

湿疹为慢性发作，接触过敏原后**72小时**内发作，婴儿多从头面部开始，

逐渐波及全身， 表现为皮肤局部粗糙、脱屑，

甚至常常伴有红肿、渗液和痒感**增加**。

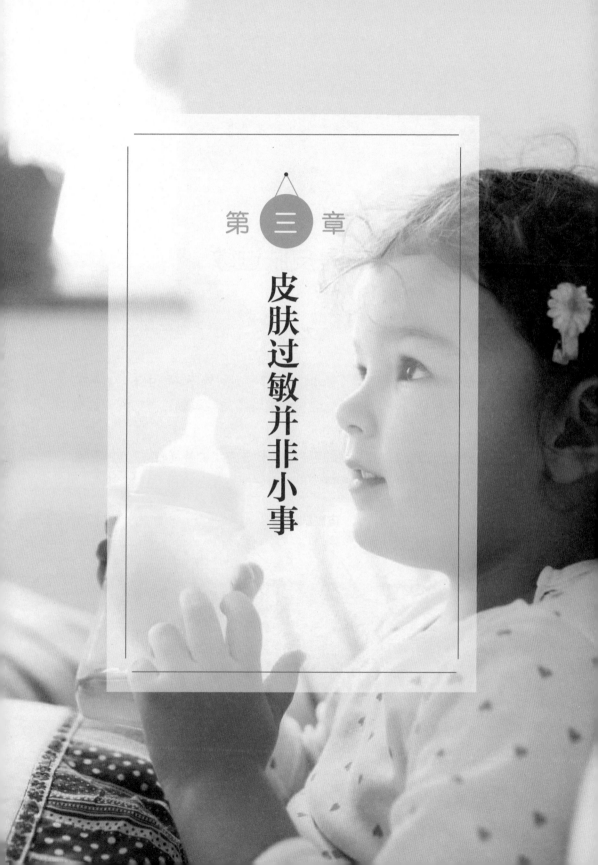

第 三 章

皮肤过敏并非小事

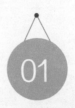

什么是皮肤过敏

皮肤的结构

皮肤是身体的第一道屏障，每时每刻都要面对外界环境中不计其数的病原微生物。皮肤分三层：表皮层、真皮层（皮肤点刺试验即为刺破真皮）和皮下层。

由表皮层组成的最外部皮肤的更新速度快，密集如叠瓦般排列的表皮细胞保护皮肤组织内的水分不被丢失，也能很好地将非己成分"拒之门外"。

皮肤结构图

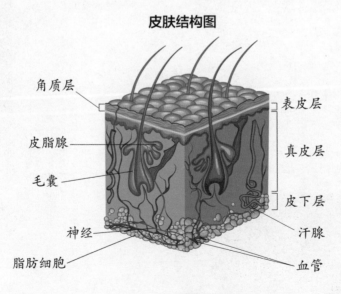

皮肤的中间部分则由真皮层构成，它不仅如房梁一样支撑起较薄的表皮，维持着皮肤形态的丰满，其间分布的毛细血管更可以在最短时间内将免疫细胞输送至伤口等处。最下方的皮下层则含有脂肪以缓冲减震，并连接着更下方的结构。

皮肤过敏的原因

皮肤发挥屏障作用的前提是保证皮肤的完整性。一旦皮肤失去了完整性，外界致敏物易于进入机体，敏感体质者的皮肤表皮层和真皮层中的部分免疫细胞便会释放出过敏信号，继而吸引更多的炎症细胞聚集，引发局部乃至全身的过敏反应，这也是过敏原检查中很重要的一项——皮肤点刺试验原理的基础原理。这也说明为什么有的孩子皮肤特别敏感，刚出生就反反复复长湿疹，而有的孩子皮肤却没有那么敏感。

通过皮肤点刺试验，我们就能找出到底哪些物质会引发身体的过敏反应，从而更好地辅助治疗和指导过敏原回避。

只要出现皮肤过敏，就不是预防能解决的问题了。首先，要果断去除过敏原，如牛奶过敏应立刻停止食用牛奶及所有含牛奶的食物；其次，妥善缓解和治疗过敏症状，即抗过敏药物的应用，比如用激素和抗生素药膏治疗湿疹；再次，可使用活性益生菌治疗和改善免疫状况。

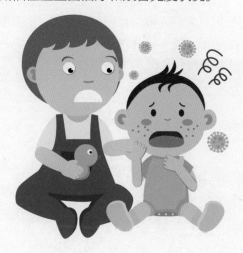

"调皮"的荨麻疹真让人头痛

荨麻疹俗称"风疹块"，是发生于孩子身上常见的一种皮肤疾病，是皮肤病中危害较轻的一种。但这也是相对而言的，荨麻疹的病情在严重的情况下，很有可能会累及孩子的呼吸道和消化道，甚至可能发生生命危险。

荨麻疹的症状

风团

皮肤上突然出现风团，色白或红或正常肤色；大小不等，形态不一；局部出现，或泛发全身，或稀疏散在，或密集成片；发无定时，但以傍晚为多。风团成片出现，时隐时现，持续时间长短不一，但一般不超过24小时，消退后不留任何痕迹，部分患者一天反复发作多次。

自觉症状

自觉剧痒、烧灼或刺痛。

伴随症状

少数患者在急性发作期会出现气促、胸闷、呼吸困难、恶心呕吐、腹痛腹泻、心慌心悸等症状。

特殊类型荨麻疹

皮肤划痕荨麻疹

由外来机械刺激，如搔抓，腰带、袜带紧束等引起，主要症状为沿划痕发生条状隆起，出现线状风团，开始发红，随后水肿，外周部出现红晕，有明显瘙痒感。

寒冷性荨麻疹

多在接触外界冷刺激后发生。局部性风团，瘙痒剧烈，可发展至血管性水肿；多发于面、手部，几小时后可消退；可伴有发热、头痛、关节痛等，严重者可有气紧、腹痛、腹泻等症状。

日光性荨麻疹

一般由紫外线或可见光照射所引起。局部迅速出现瘙痒、红斑和风团，风团发生后经1小时至数小时消退。发生皮疹的同时，可伴有畏寒、疲劳、晕厥、肠痉挛，这些症状在数小时内消失。

丘疹性荨麻疹

发病多与昆虫叮咬有关，如蚊子、臭虫、蚤、虱、螨、蠓等。皮损为鲜红色丘疹性红斑、水肿及瘙痒等；直径1~2厘米的鲜红色风团样丘疹，常有小水疱；皮疹较痒，严重时可发展为大疱或结节。

荨麻疹的病因

荨麻疹的病因非常复杂，约3/4的患者找不到原因，特别是慢性荨麻疹。

因患儿年龄不同，引起荨麻疹的饮食种类也不尽相同。比如，婴儿期饮食以牛奶、奶制品为主，牛奶蛋白可能是引起荨麻疹的主要原因；添加辅食以后，鸡蛋、海鲜、坚果、蔬菜、水果等都有可能成为过敏原；再大一点，喜欢吃各种零食的时候，食品中的添加剂、保鲜剂等也可以引起荨麻疹。随着年龄增大，孩子接触到的食物越来越多，诱发过敏的食物也就更加难以确定。

孩子生病后，或多或少地可能会服用一些药物，如青霉素、磺胺类药物、头孢、解热镇痛药等，都容易导致过敏，引发荨麻疹。

小儿的抵抗力较低，容易感染细菌、病毒，发生各种炎症，如支气管炎、化脓性扁桃体炎、咽炎、肠炎等，这些感染性疾病一年四季均可发生，也是荨麻疹的重要诱发因素。

荨麻疹的饮食注意

荨麻疹的孩子能吃什么、不能吃什么，这是需要引起父母高度注意的一个问题，因为饮食会从很大程度上影响荨麻疹的治疗效果。

荨麻疹孩子的饮食以清淡为主，同时也应多饮水，多吃富含维生素的新鲜蔬果，多吃消肿解毒的食物。

忌食生冷、油腻、腐败变质、含有添加剂的食物，以免加剧皮疹；忌食辛辣刺激性食物，如辣椒、大蒜等；根据荨麻疹患者具体过敏源的不同，合理规避导致过敏的食物，如鱼、虾、蟹等水产品，芹菜、香菜、苋菜、莴笋、鸡毛菜等蔬菜，草莓、香蕉等水果，鸡蛋、大豆、花生、牛奶等蛋白质丰富的食物。

荨麻疹的居家防护

荨麻疹是特别容易复发的疾病，所以给荨麻疹患儿用药，一定要严格遵照医嘱，做到持续而有规律。患有急性荨麻疹的孩子，当风团消退，皮肤完全恢复正常后，仍需要继续用药3~5天来巩固疗效；如果是慢性荨麻疹患儿，即使孩子暂时没有荨麻疹症状，也要按时用药，不能存在侥幸心理。

荨麻疹很痒，孩子忍不住总想抓挠，所以家长除了叮嘱孩子尽量不要抓挠之外，还要注意常给孩子洗澡、勤剪指甲，保持皮肤的清洁、干燥，避免继发感染，洗澡时水温要适宜，与患儿体温接近即可。另外，家长还可以用其他方法分散孩子的注意力，不要让他总注意皮肤瘙痒，如用新玩具吸引孩子的注意力，或与孩子一起玩游戏等。

孩子出现荨麻疹之后，家长要注意观察引起孩子荨麻疹的过敏原，避免再次接触可疑过敏原，停服、停用引起过敏的药品和食物。家中要经常清扫，清洗床单被罩并在阳光下暴晒，以防尘螨。家中要少养猫、狗之类的宠物。避免孩子接触花粉类物质，避免在树底、草丛等处活动。

宝宝活动的室内要保持通风、整洁、干燥，不要放置可能引起过敏的花卉，也不要喷洒杀虫剂、清香剂等化学药物，以免致敏。

夏季注意避免蚊虫叮咬，冬季注意防寒保暖等，这些看似很平常的事情对荨麻疹患儿都非常重要，做好这些，就能减少荨麻疹的发作。

饮食宜清淡，以新鲜水果和蔬菜为主。含有人工色素、防腐剂、酵母菌等人工添加剂的罐头、腌腊食品、饮料等都可诱发荨麻疹，要避免给孩子食用。忌食鱼、虾、蟹等水产品，以及辣椒、咖喱、蒜等辛辣刺激类调料。

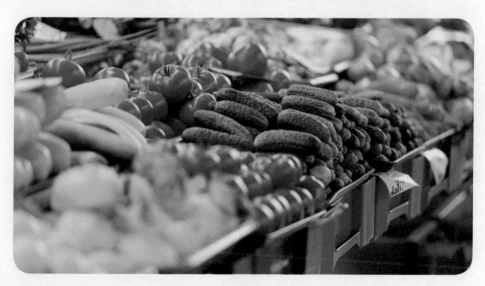

荨麻疹对症用药

内服西药：

抗组胺类药可选服苯海拉明、扑尔敏、氯雷他定、依巴斯汀、西替利嗪、多塞平等；糖皮质激素类药可选服泼尼松、曲安西龙等；免疫抑制剂类药可选服甲氨蝶呤、免疫球蛋白等。

内服中成药：

风寒束表证：风团色白或淡白，遇寒加重，得热则缓，以暴露部位如头面、手足为甚，恶寒怕冷，口不渴。舌淡红、苔薄白，脉浮紧或迟缓。可用玉屏风颗粒、荆防颗粒。

血虚风燥证：反复发作，迁延日久，午后或夜间加剧，皮肤干燥，脱屑，伴心烦、口干、手足心热，舌红少津，脉沉细。可用润燥止痒胶囊、湿毒清胶囊。

虫积伤脾证：风团色红，瘙痒，发无定处，面色萎黄或有白斑，身体消瘦，伴脐周疼痛，偏嗜零食，睡中磨牙。舌质淡，苔白腻，脉濡弱。可用小儿疳积糖、小儿康颗粒。

荨麻疹中医疗法

对症推拿

取穴： 风池、膈俞、血海、风市

操作：

用拇指指腹点揉风池穴100次，力度由轻至重，手法连贯，以局部发红为度。

将食指、中指、无名指三指紧并，以指腹按揉膈俞穴300次，力度适中。

　　将拇指与食指、中指相对成钳形，一收一放揉捏血海穴100次，力度由轻至重。

　　用拇指指腹揉按风市穴300次，力度由轻至重，手法连贯，以酸胀感为宜。

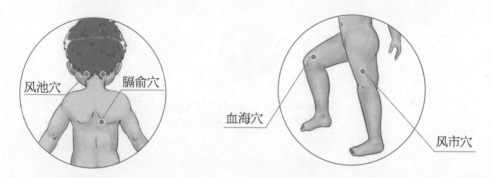

风池穴　　膈俞穴

血海穴

风市穴

对症艾灸

取穴： 关元、血海、足三里、三阴交

操作：

将燃着的艾灸盒放于关元穴上灸治10分钟，以穴位处皮肤潮红为度。

用艾条温和灸法灸治血海穴10分钟，以局部有循经感传现象为佳。

用艾条温和灸法灸治足三里穴10分钟，以局部潮红为度，对侧以同样方法操作。

用艾条温和灸法灸治三阴交穴10分钟，以局部温热而不灼烫为度。

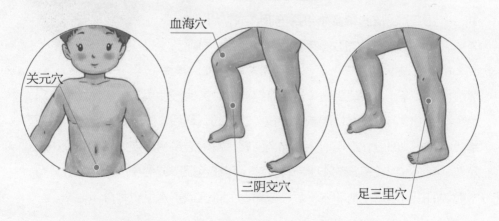

血海穴

关元穴

三阴交穴

足三里穴

03

湿疹要怎么护理

湿疹俗称奶癣，是孩子常见的皮肤过敏现象，多在孩子出生后2~3个月发生，一般经过治疗会有好转甚至痊愈。但若病情迁延，则会为今后患过敏性疾病留下隐患。所以当孩子患有湿疹时，父母应予以重视，及时治疗。

湿疹的症状

由于孩子的皮肤发育尚不健全，最外层表皮的角质层很薄，毛细血管网丰富，内皮含水及氯化物比较丰富，故而容易发生湿疹。湿疹的致敏因素有食物（包括奶制品、鸡蛋、小麦等）、皮肤刺激（包括羊毛、衣物清洗剂、动物毛发刺激等）、精神因素（包括受刺激、疲劳、过度紧张等）、气候因素（紫外线、寒冷、潮湿、干燥等）、物理因素（皮肤摩擦等）、其他慢性疾病（慢性肠胃疾病、慢性酒精中毒等）及遗传因素等。孩子的面部、耳后、脖子、后脑勺、腋下等是湿疹的好发部位，严重时会延伸至四肢。发病时最初表现为两颊发痒、皮肤发红，继而出现较密集的小米粒样皮疹，即红色丘疹或疱疹，而后成片分布，水疱破后流黄色渗出液，水干后结成黄痂，且皮损常常呈对称分布。

对症用药治疗湿疹

- 内用药：以口服抗组胺药为主，如扑尔敏、苯海拉明等。

- 外用药：急性期可用3%硼酸溶液冷敷＋氧化锌软膏外涂；
  亚急性期可外涂激素类软膏，如1%氢化可的松软膏、莫匹罗
  星软膏等；慢性期外用氟轻松。应根据皮损特点来选择外用药，
  如皮损以红肿、糜烂、渗出为主时，可予3%硼酸水做冷湿敷，
  每次20分钟，每日4～6次；如皮损干燥，以小疙瘩、鳞屑
  为主时，可选择治疗湿疹的软膏；皮损较严重时，外用激素类
  药膏可取得良好的效果。

湿疹的饮食注意

家长掌握好孩子湿疹期间的饮食宜忌，可以攻克湿疹所设的障碍，促使孩子尽早恢复健康。应该让孩子多吃清淡、易消化、富含维生素和矿物质的食物，如豆制品、胡萝卜、瘦肉、绿叶蔬菜等；母乳喂养的孩子宜坚持吃母乳；干性湿疹的孩子宜多喝水，缓解皮肤干燥。

避免给孩子吃鱼、虾、蟹等海产品及刺激性较强的酸辣食物；避免吃常见的致敏食物，如牛奶、鸡蛋等；避免吃含色素、防腐剂或稳定剂、膨化剂等的加工食品。

湿疹的居家防护

牛奶和鸡蛋是婴幼儿的主要过敏原。对牛奶过敏者，应停用奶粉及所有牛奶制品，换用深度水解配方或氨基酸配方奶粉。停用牛奶越不彻底，严重湿疹的控制越不理想，甚至会使过敏发展到消化道和呼吸道。在宝宝满8个月后再添加蛋黄，可以减少湿疹的发生。

对尘螨过敏者，避免使用地毯，尽量将旧报纸、杂志及其他容易积尘的

物品移出室外，不要让宝宝玩棉花、羽毛等填充的玩具。

对霉菌过敏者，勿使用加湿器并尽量让其避开霉菌易于滋生的地方，如地下室、阴暗处、树叶堆及草木繁茂的地方。

孩子的内衣宜宽大，并用纯棉制品，尽量不穿真丝、纯毛及化纤制品。不要给患儿穿过多的衣服，夜间也不要盖得太厚，以免身体过热增加痒感，或使湿疹加重。

孩子无自理和自控能力，为防止其搔抓，可用约束带将其上肢固定在床上。患湿疹的孩子也应每天洗澡，但每次水温不要过高，偏凉即可，洗澡时间不要超过15分钟，最好只用清水洗澡。洗澡后不建议涂爽身粉。如果孩子身上皮损较严重，仍然需要洗澡，但不要用毛巾擦拭皮损部位，可让其自然晾干或用吹风机暖风将局部烘干，家中温度尽可能保持在24~26℃，并尽量减少孩子出汗。

中医疗法治疗湿疹

对症推拿

取穴： 肺经和大肠经（小儿推拿常用经络）、曲池、板门、风市、血海、足三里、脾俞、胃俞、三焦俞

操作：

用食指指腹从患儿无名指指尖往指根处直推300次，对侧同样的方法操作。

用拇指指腹按揉板门穴、曲池穴，按揉3分钟。

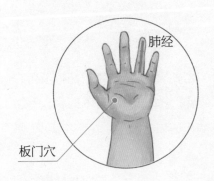

肺经

板门穴

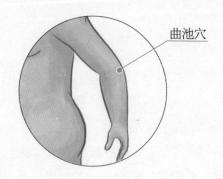

曲池穴

掌心搓热，从脾俞穴开始一直用掌心的力度推至胃俞穴，再推至三焦俞穴，推10 ～ 20次。

用拇指指腹按揉风市穴、血海穴、足三里穴，每穴各按揉3分钟，对侧以同样的方法操作。

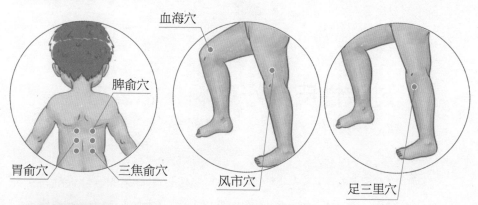

对症艾灸

取穴： 关元、血海、足三里、三阴交

操作：

将燃着的艾灸盒放于关元穴上灸治10分钟，以穴位上皮肤潮红为度。

用艾条温和灸法灸治血海穴10分钟，以局部有循经感传现象为佳。

用艾条温和灸法灸治足三里穴10分钟，以局部潮红为度，对侧以同样方法操作。

用艾条温和灸法灸治三阴交穴10分钟，以局部温热而不灼烫为度。

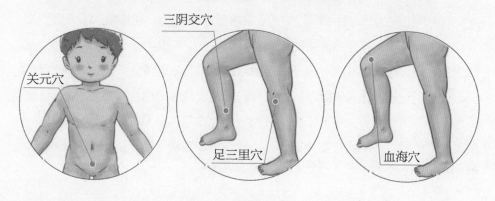

过敏性皮炎好痒啊，怎么办

过敏性皮炎又称特应性皮炎，是一种与遗传过敏有关的慢性炎症性皮肤病，表现为瘙痒、多形性皮损并有渗出倾向，常伴发哮喘、过敏性鼻炎。过敏性皮炎作为一种皮肤疾病，孩子的皮肤除了会出现皮损，瘙痒更是会给孩子带来一定的痛楚；家长护理不当会导致孩子皮肤部位出现疤痕，影响孩子的外观形象；严重时，还会出现其他并发症。

为什么会发生过敏性皮炎

目前，孩子过敏性皮炎的发病机理尚不明确，发病因素较多，遗传、免疫力、环境等因素都会引发过敏性皮炎。过敏性皮炎通常有两种，一种是接触过敏性皮炎，另一种则是遗传过敏性皮炎。

接触过敏性皮炎是由于皮肤或黏膜接触致敏物质，在接触部位所发生的急性或慢性皮炎。日常生活中的一些化纤类衣物、染发剂、化妆品等都有可能成为过敏原。一般情况下，孩子在接触过敏原的几小时或几天内，皮肤会有红斑、丘疹、丘疱疹，奇痒难忍。遗传性过敏性皮炎属于慢性、复发性、瘙痒性皮肤病，与遗传有关，季节因素、食物、接触物等也是致敏因素。遗传过敏性皮炎通常分为三个阶段：婴儿期、儿童期、青年及成人期。孩子患有遗传过敏性皮炎一般会表现出慢性反复发作、剧烈发痒等特点。

过敏性皮炎的治疗原则

过敏性皮炎的治疗原则以恢复皮肤的正常屏障功能，寻找并去除诱发和加重因素，减轻或缓解症状为主要目的。

健康教育

家长应做好心理准备，因本病的发病因素复杂、病程长、易反复发作，不要去追求一次性治愈。平时生活中应注意发现可能加重病情的因素，并尽量避免。

一般护理

提倡母乳喂养，避食明确过敏的食物。平时给孩子穿纯棉衣物，居住环境凉爽、通风，皮肤清洁、保湿。在对过敏性皮炎宝宝的护理过程中，家长要做的主要是保护好宝宝的皮肤。一方面是要改善皮肤过敏的症状，另一方面是要防止皮肤受到进一步感染，防和护两方面兼顾。

药物治疗

主要为外用局部糖皮质激素和钙调神经磷酸酶抑制剂（主要包括他克莫司软膏和吡美莫司乳膏）及系统性的H1受体拮抗剂口服。出现感染时要及时进行抗感染治疗，除此之外还有中医中药治疗和物理治疗等。治疗时应严格遵医嘱应用外用药物，切不可随意增减药量及停用。

过敏性皮炎的饮食注意

在孩子患过敏性皮炎期间，家长要十分注意饮食安排，多给孩子吃一些能帮助增强皮肤抵抗力的食物，一些可能会对皮肤造成刺激的食物则不要吃。多吃清淡、易消化、含有丰富营养的食物，如富含维生素C和B族维生素的水果、蔬菜；给孩子吃一些健脾、清心火的食物，如冬瓜、薏米、红豆、鱼腥草、山药。少给孩子吃腥物、发物，油腻、辛辣、有刺激性的、生冷寒凉的食物；少吃煎、炸、烧、烤和不易消化的食物；少食用牛奶、大豆等常见的容易致敏的食物。

过敏性皮炎的居家防护

家长应配合医生进行过敏原排查，一旦确定，就坚决不能再让孩子接触了。如果不能确定，那就把范围扩大，只要是能引起皮炎的可疑过敏原，都要避开。

对于存留在皮肤上的刺激性或毒性物质应尽快冲洗清除，冲洗时可用清水、生理盐水或淡肥皂水。避免搔抓，不宜用热水烫洗，避免强烈日光照射或热风刺激。家长可用冷毛巾适当冷敷一下，以缓解瘙痒感。注意营养均衡，多吃一些富含维生素的新鲜蔬菜和水果可以增强机体的抵抗力。

尿布疹

婴儿的皮肤极为娇嫩，若长期浸泡在尿液中或因尿布密不透风而潮湿的话，臀部常会出现红色的小疹子或皮肤变得比较粗糙，称为"尿布疹"或"红屁股"。

尿布疹防治和护理的关键在于保持宝宝臀部的清洁和干燥。要为宝宝选择柔软、干净、透气的尿布或优质的纸尿裤。尽量减少宝宝用尿布和纸尿裤的时间，每2~4小时要更换一次，特别是在午夜时应更换一次。

每次换尿布时，都要彻底清洗宝宝的尿布区域。洗完后，要记得把宝宝皮肤上的水用干净柔软的毛巾或棉布或纱巾吸干。给宝宝洗臀部时，要用温水，不要用肥皂，以减少局部刺激。应让宝宝的臀部多在空气中暴露一段时间，有利于皮疹消退。

在炎热的夏季或室温较高时可将臀部完全裸露，使宝宝的臀部经常保持干燥状态。宝宝长疹子时，可以考虑让他光着小屁股睡觉。

马桶皮炎

马桶皮炎一般是由马桶圈上的油漆、塑料引起的，皮损的范围也只局限于孩子臀部接触马桶座边的部位。皮损的表现很典型，常常是呈对称性、弧形、条状分布，就像"马桶圈"印在了身上似的，皮损部位会有红斑、丘疹或水疱，边缘规则整齐。

家长最好给孩子专设一个儿童马桶，孩子便前在马桶边缘铺上卫生纸或布垫，或者可以将家中的马桶换成蹲式。

勤洗马桶，最好是每天清洗一次。清洗马桶时，马桶外侧也要擦洗干净。

擦洗马桶的抹布应固定使用同一块，不能与其他抹布混用。

如家中有泌尿系统感染者，最好经常对马桶进行消毒杀菌。

芒果皮炎

引起芒果皮炎的过敏原通常就是芒果皮及果汁，所以对芒果皮炎的患儿来说，只要皮肤不接触芒果皮或芒果汁，就同样可以享受芒果的美味。但如果过敏症状严重，还是不吃为妙。对于初次接触芒果的人，皮疹可能在几天后才会出现；而对于反复接触的患者而言，则可能数小时就会出现。

一定要选择熟透的芒果，家长先削去芒果皮，再将芒果切成小块，用勺子往孩子嘴里送，尽量不要碰到孩子的嘴唇。吃之前可在孩子嘴唇周围涂上一层润肤油，这样可避免芒果汁直接接触到孩子的面部皮肤，降低过敏发生的概率。吃完后，让孩子漱漱口，再用清水洗净嘴唇周围的皮肤。另外，家长切完芒果后，也要用清水把手洗干净，避免残留的芒果汁通过手部接触刺激孩子的皮肤。

中医推拿缓解过敏性皮炎

对症艾灸

取穴： 合谷、曲池、血海、膈俞

操作：

用拇指指腹按揉曲池穴，按揉3分钟，以局部有酸胀感为宜，对侧以同样的方法操作。

用拇指指腹按揉合谷穴100次，力度由轻至重，手法连贯，以局部潮红为度。

将食指、中指、无名指三指紧并，以指腹按揉膈俞300次，力度适中。

将拇指与食指、中指相对成钳形，一收一放揉捏血海100次，力度由轻至重。

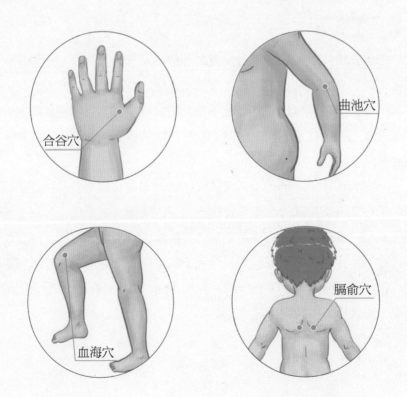

合谷穴

曲池穴

血海穴

膈俞穴

05

过敏性结膜炎怎么护理

眼睛过敏最常发生在眼结膜部位。日常生活中，我们经常看到有些人在天气晴朗的日子里流眼泪、揉眼睛，这是由于眼部组织对过敏原产生过敏反应而引起的炎症，医学上称之为过敏性结膜炎。

过敏性结膜炎的症状

过敏性结膜炎又称为变态反应性结膜炎，是过敏原进入人体后，刺激眼结膜部位的B细胞，使得浆细胞释放组胺，引起的局部变态反应。据统计，约有80%的人血清IgE增高，证明为I型过敏反应。导致过敏性结膜炎的过敏原主要有花粉、草类、真菌、尘土、尘螨、动物（多为猫和狗）皮屑、隐形眼镜及清洗液，以及部分药

物，如阿托品、新霉素、广谱抗生素、缩瞳剂等。该病症主要表现为眼部奇痒，或者感到眼部有异物感，常伴有一部分眼结膜分泌物，眼睑红肿或有渗山，结膜充血、眼白结膜急性水肿等。大部分过敏性结膜炎属丁季节

型、长年型；少部分属于相对顽强型，例如异位性角膜结膜型、春季型角膜结膜型、巨乳突结膜型等。

眼痒

眼睛奇痒，这是过敏性结膜炎最显著的特点，这种痒感跟一般的结膜炎不同，非常非常痒，痒到令人难以忍受。中医将本病称为"目痒症"，又名"痒若虫行症"，将症状描述为痒的感觉就好像有小虫子从眼睛上爬过去一样，而且从眼皮到眼角都非常痒。患儿常常会忍不住用手不断地去揉眼睛，可是往往越揉越痒，最后把眼睛揉得又红又肿。

眼红

眼红也就是结膜充血，但这种眼红与"红眼病"的鲜红色充血不同，它呈现一种污秽的暗红色。检查时会发现，患儿上睑结膜有铺路石样的乳头，或者角巩膜缘有一圈堤坝状胶样隆起。

眼肿

眼球、眼皮都会肿，主要是因为眼睛受到过敏原刺激后，会从血管内释放出大量的组胺，组胺有扩张血管的作用，而患儿因为痒用手不停揉眼，更会加重血管扩张，使眼睛越来越肿。

其他症状

鼻痒、流涕、打喷嚏、湿疹、皮肤瘙痒等过敏症状。

过敏性结膜炎的饮食注意

孩子一旦得了过敏性结膜炎，家长为其准备日常饮食时就要多加注意，科学合理的饮食能帮助减轻孩子的眼部不适，而不当饮食会加重过敏反应，对疾病康复不利。

　　此时家长应坚持让孩子吃清淡饮食，适量补充优质蛋白质，可以多给孩子吃鱼、禽肉、奶类等食物，帮助增强身体组织的康复能力。另外，还可以多吃一些清热利湿的食物，促进排毒。

　　家长尽量不要给孩子吃辛辣、烤炸、油腻等刺激性强的食物，以免孩子湿热内生，造成脾胃湿热，从而加重病情。

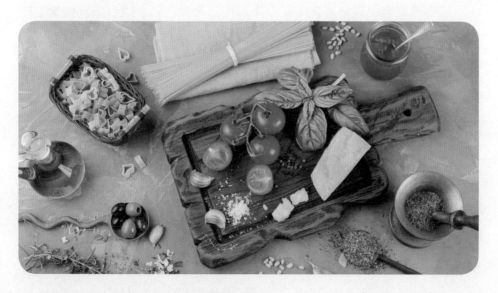

过敏性结膜炎的居家防护

　　孩子眼部奇痒难忍、红肿时，家长可给孩子进行眼部冰敷（或冷敷）以降低眼睛局部温度，减缓过敏症状。但是不能使用冷水、冰水或生理食盐水直接冲洗眼睛，这样不仅会使过敏症状加剧，甚至造成感染。

　　家长要密切监督孩子不要用力揉眼，要给孩子勤洗手，勤剪指甲。眼屎多时，要用干净手帕或纱布拭之。孩子用过的毛巾、手帕要用开水煮5～10分钟，要专人专用。

　　确定孩子的过敏原后，应避免再接触，避免过敏物的刺激；在春季以及季节交替的时候，应更加注意避免孩子和过敏原接触。在鲜花盛开的季节尽量少带孩子出门，如果必须出门，也要戴上护目镜、口罩，不要去人多聚集的地方，以减少过敏原进入眼睛。另外，注意不要让孩子接触妈妈的香水、化妆品等，也不要给孩子配隐形眼镜。

　　家长要把居家环境中的过敏原消除掉，最好能使用空气净化器、吸尘器等来改善家里的空气质量，注意室内除湿，保持湿度在50％以下，可以使过敏原的影响减轻。另外，定期将窗帘、被单、枕套等布艺制品清洗干净，最好在阳光下暴晒，可以减少过敏原附着。

　　还要提醒家长们，当孩子在某个时段经常揉眼睛，或者出现频繁的眨眼，都有可能是患上了过敏性结膜炎，普通的消炎眼药水根本起不了什么作用，甚至因为长期错误治疗而导致眼睛其他疾病的出现，因此，一旦发现孩子的眼睛出现不适时，家长要引起重视，及时带孩子前往正规医院就诊治疗。

过敏性结膜炎要对症使用抗过敏滴眼剂

　　轻症可用吡嘧司特钾滴眼液、色甘酸钠滴眼液滴眼。吡嘧司特钾滴眼液是通过抑制肥大细胞膜的磷脂代谢来抑制组胺等过敏因子的释放；色甘酸钠滴眼液是肥大细胞稳定剂，主要作用是稳定肥大细胞的细胞膜，减少组胺等引起过敏的因子释放。这两种滴眼剂虽然起效慢，但有缓解症状和预防过敏的作用。

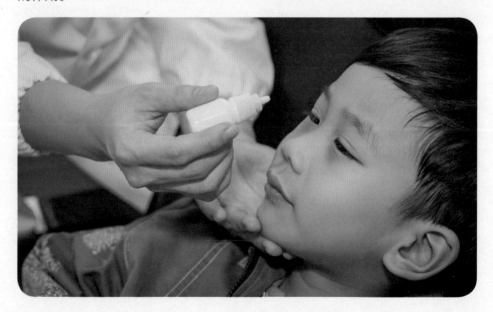

　　严重者可短期滴用糖皮质激素眼药水，临床常用的有氟米龙滴眼液、醋酸泼尼松龙滴眼液，醋酸氢化可的松眼液等。激素类药均有不良反应，不能长期使用，应在医生的指导下短期使用。

　　合并眼部细菌感染时，可局部用抗生素治疗。如果眼睑及周围皮肤出现皮疹、红肿及渗液，可用3%硼酸液湿敷，每日2或3次。如果并发流鼻涕、打喷嚏等过敏性鼻炎，或者皮肤瘙痒等过敏性皮炎，可在滴眼药水的同时，口服抗过敏药。

滴眼剂的正确使用方法

- 使用眼药水前，需要洗干净双手。

- 打开眼药水瓶，根据瓶盖的形状，将瓶盖躺着放或者朝上放。

- 用洗干净的手轻轻下拉下眼皮，露出下眼皮和眼球之间的结膜囊。

- 将药液滴入结膜囊内。不要把眼药水滴在黑眼珠上，这样会刺激角膜，导致眨眼过多药液外流。此外，眼药水要悬空滴，别让瓶口接触到睫毛，以防止污染。

- 闭目，同时手指压按内眼角2分钟，防止药液顺着鼻泪管流入鼻腔。

- 用量：1滴/次，4次/日。

孩子的呼吸系统还没有完全**发育成熟，**

和成人比起来，孩子的**鼻腔短小，鼻道狭窄，**

外界的细菌、病毒等微生物很容易突破鼻腔中细嫩的黏膜，

随后通过毛细血管沿血流播散到**全身各处。**

孩子鼻腔中的**感染原**很可能导致鼻窦炎、中耳炎、结膜炎，

以及咽喉炎、扁桃体炎、支气管炎和肺炎等一系列**呼吸道感染疾病。**

第四章

如何防治呼吸系统过敏性疾病

了解呼吸系统

呼吸活动是人的生命体征之一，而呼吸系统保证我们能够吸入相对洁净、温暖的空气。呼吸系统包括鼻、咽、喉、气管、支气管、肺等器官，它们每天各司其职，共同合作，帮助我们完成机体内部和外界环境的气体交换。

呼吸系统包括呼吸道和肺两部分。呼吸道即气体进出肺的通路，包括鼻、咽、喉、气管、支气管，具有加温、加湿、过滤和清洁吸入气体的作用，除此之外，面对可能进入呼吸道的异物和产生的刺激还具有防御反射（咳嗽反射和喷嚏反射）等保护功能。

气管壁分为三层：黏膜层、黏膜下层、外膜。其中，黏膜层附着纤毛，并且富含淋巴组织；黏膜下层则是各种腺体的聚集地；外膜由"C"形弹性软骨包绕，缺口处则附有平滑肌和韧带。

支气管无论是结构还是功能均与气管相似。其中特殊之处在于：左、右支气管分别进入左、右肺中；管径、管壁均变细变薄，平滑肌逐渐增多；每个细支气管连同它的分支至肺泡，组成一个肺小叶，是肺的结构单位。

我们通常将鼻、咽、喉称为上呼吸道，而将其下方的气管、支气管称作下呼吸道。我们常说的感冒其实就是上呼吸道感染，过敏性鼻炎属于上呼吸道疾病，而支气管哮喘则是下呼吸道疾病。由于上、下呼吸道在结构上相互连通，因此过敏性鼻炎和支气管哮喘之间也可以相互影响。

02

孩子咳嗽老不好，可能是过敏

过敏性咳嗽也称为过敏性支气管炎或咳嗽变异性哮喘，是哮喘的一种特殊表现，用支气管扩张剂治疗可使咳嗽发作缓解，病人往往有家族过敏史。其治疗原则为去除病因、控制发作和预防复发。

过敏性咳嗽的症状

过敏性咳嗽和过敏性哮喘的发病原因是相似的，主要包括过敏性咳嗽患者的体质和环境因素两个方面。该病症主要表现为咳嗽持续或反复发作超过一个月，咳嗽呈阵发性刺激性干咳，或有少量白色泡沫样痰，常伴夜间或清晨发作性咳嗽，痰少，在吸入烟雾或油漆、敌敌畏等化学气味或运动后会加重，临床无感染表现，或经较长时间抗生素治疗无效，拍片或CT检查无明显异常。40%的患者可合并打喷嚏、流鼻涕等过敏性鼻炎症状，因此国外许多医生称其为过敏性鼻-支气管炎。

过敏性咳嗽的饮食注意

过敏性咳嗽是一种常见的呼吸道症状，很容易出现久咳不止的现象，所以家长要特别注意患儿饮食结构的合理性，避免加重孩子咳嗽。

宜吃新鲜蔬菜，如上海青、胡萝卜、西红柿、木耳等，其能为人体补充多种维生素，有利于代谢功能的恢复，注意烹饪应尽量清淡、少油腻。

咳嗽时忌食肥甘、厚味食物，如奶油、肥肉等，这些食物会内伤脾胃，产生内热，从而加重病情；忌吃海鱼、虾蟹等助湿、生痰、上火的海腥食物，以免加重机体的过敏反应，不利于身体康复；带壳的坚果，如栗子、花生、核桃、杏仁、瓜子等，易滋生痰液，也应尽量少吃或不吃；忌食辣椒、芥末、胡椒及烈性酒等辛辣、刺激性食物，以免间接刺激呼吸道黏膜，导致气管滑润肌充血、水肿以致痉挛，使咳嗽、气喘加重。

过敏性咳嗽的生活照护

要对抗过敏性咳嗽，还需做到防治结合，通过增强患儿的身体素质，使呼吸系统功能趋于强劲而不再复发该病。家长在日常生活中应悉心做好对咳嗽患儿的生活照护。

- 潮湿的环境有利于霉菌繁殖，因此应保证居室环境的相对干燥，并定期进行大扫除。

- 室内要经常开窗，通风换气，尤其是浴室和厨房，要保证空气流通。

- 日常生活中所用的物品最好选用纯棉制品，如毛巾、毯子、被子等，贴身衣物也以纯棉面料为宜，并定期用热水烫洗。

- 减少过敏原，尤其是动物过敏原。家中应尽量不要养猫、狗等宠物，如果已经养了，应定期给宠物洗澡和消毒。

- 尽量不给孩子用有刺激气味的香皂、肥皂、花露水、喷雾剂等物品。
- 在春暖花开的季节里，应尽量让孩子减少外出，尤其是在日间和午后。如果一定要出去，最好戴上口罩，减少对花粉的吸入。
- 保证无烟的室内环境，奉劝家庭成员和客人不要吸烟，减少孩子对烟雾的吸入和二手烟的危害。
- 定期使用杀虫剂，清除蟑螂等害虫，保持居室环境的卫生和整洁。

中医疗法治疗过敏性咳嗽

对症推拿

取穴： 缺盆、风池、中府、肺俞、膻中、肺经、少商

操作：

用拇指指腹按揉缺盆穴、中府穴各1~2分钟。

用拇指指腹稍用力旋转按揉风池穴2~3分钟，力度适中，手法连贯。

用双手拇指指腹从膻中穴向两边分推至乳头处100次，要注意使用推拿介质，以免造成皮肤损伤。

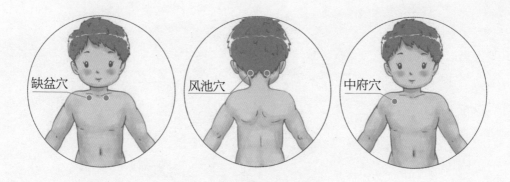

缺盆穴　　　风池穴　　　中府穴

用拇指指端点按肺俞穴10次，先以顺时针方向揉按50次，再以逆时针方向揉按50次。

用拇指指腹由无名指指尖到指根之间来回推摩肺经300次，力度适中。

用食指和中指弯曲刮擦少商穴1~2分钟。

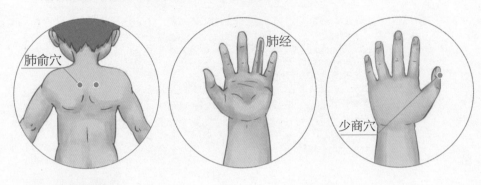

对症艾灸

取穴： 列缺、孔最、尺泽、风门、身柱、肺俞

操作：

用艾条回旋灸法灸治列缺穴、孔最穴5~10分钟，对侧以同样的方法操作。

用艾条温和灸法灸治尺泽穴10分钟，对侧以同样的方法操作。

将燃着的艾灸盒放于风门穴、身柱穴上灸治10分钟，以穴位处皮肤潮红为度。

将燃着的艾灸盒放于肺俞穴上灸治10分钟，以穴位处皮肤潮红色为度。

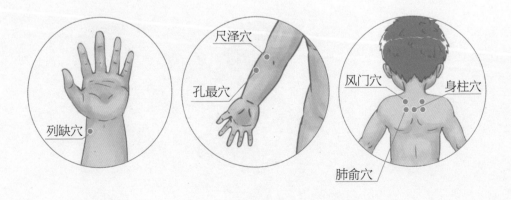

过敏性鼻炎怎么护理

过敏性鼻炎俗称"鼻过敏"，具体而言，是具有过敏体质的儿童在遇到环境中的过敏原后，主要由一种叫IgE的抗体介导的鼻黏膜非感染性慢性炎性疾病。通俗的解释便是过敏性鼻炎的发病需要两方面因素：一是过敏体质，二是过敏原。过敏性鼻炎的关键词有四个：一是IgE介导；二是非感染性；三是慢性；四是炎性。因为是非感染性炎症，因此抗生素无效；又因为是慢性炎症，因此需要长期规范治疗和管理。

对于儿童来说，1～3岁常见的过敏原是来自室内的尘螨，温血动物的皮屑、毛发、唾液、尿液，禽类的羽毛，食物；4～5岁后，花粉引起的过敏性症状逐渐增多。另外，真菌孢子也是儿童常见的过敏原之一。

喷嚏不断，可能和感冒无关

孩子一打喷嚏、流鼻涕，家长就习惯性地把这些症状往感冒上靠，可是事实可能并非如此。如果孩子打喷嚏、不停地流清水样鼻涕的时间超过一周的话，就应该对"感冒"这个结论进行质疑了，这极有可能是过敏性鼻炎。

伤风感冒多发生在气候变更之时，是疲劳后、受热或受凉所导致的以鼻塞、鼻涕多为主要表现的上呼吸道感染。本病起病时间短，也称为急性鼻炎，多因病毒感染所致，病程在5～10天，一般可自愈，起病早期也有清涕，继发细菌感染后可转为脓性鼻涕，再继续发展可发展为急性鼻窦炎、支气管炎甚至肺炎。其与过敏性鼻炎的阵发性喷嚏、鼻痒、大量清水样鼻涕，以早晨症状重，随着日温升高，喷嚏、清涕减少，次日再次循环发作是不同的。

过敏性鼻炎的居家防护

过敏性鼻炎应着重放在预防上，远离过敏原，避免接触毛皮、地毯、羽绒制品，如不用羽绒枕头、羽绒被和席梦思床垫等。经济条件允许的家庭尽量用吸尘器清洁环境，可以使用负离子净化器净化空气。经常开窗通风，保持空气清新流动，去除尘螨。家居环境的装修尽量使用绿色环保的装修材料。平时要让宝宝尽量不食用易过敏的食物或接触易过敏的东西。

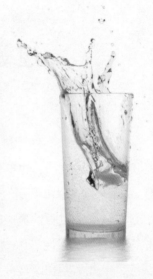

日常多给孩子喝白开水，以利于缓解鼻炎。如果鼻腔分泌物过多，可以用热水、蒸气熏鼻，家长还可以经常用生理盐水给孩子洗鼻。可在睡前给孩子的鼻黏膜上涂抹一些保持湿润的东西，如薄荷油、鱼肝油、橄榄油等。家长应从小指导宝宝用冷水洗脸，使皮肤经常受到刺激，从而适应这种有效的刺激，同时增加局部的血液循环，保持鼻腔通气。

家长在帮孩子擤鼻涕时一定要注意采用正确的方法。对于较大的孩子，也要教给孩子正确的擤鼻涕方法。正确的擤鼻涕方法：用手指压住一侧鼻孔，由另一侧将鼻涕向外擤出，然后用相同的方法再擤另一侧。对于还不懂擤鼻涕的幼儿，家长可用柔软的手帕轻轻揩拭，切勿用太大力。

注意天气冷暖，适时增减衣服被褥，不要让孩子背部受凉，寒冷天气出门要戴上口罩。天气热时，要注意保持衣服的干爽，及时更换汗湿了的衣服。空调环境下，空调温度不宜过低，室内外温差在5~8℃为宜。宝宝的房间内空气要流通，保持空气新鲜。

中医推拿缓解过敏性鼻炎

对症推拿

取穴: 人中、百会、印堂、太阳、睛明、迎香、风池

操作:

用拇指指腹点按人中穴,点按1~3分钟。

以右手食、中指旋转揉按百会穴1分钟。

用拇指指腹按压印堂穴1分钟。

以双手食指旋转揉按太阳穴1分钟。

以双手食指旋转揉按睛明穴1分钟。

用双手拇指指腹从小儿的鼻梁两侧至迎香穴,从上向下推擦,以局部产生热感为止。

用拇指和其余四指相对,拿揉双侧风池穴1~3分钟。

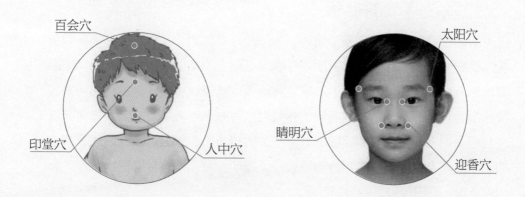

过敏性哮喘怎么护理

过敏性哮喘是由多种细胞特别是肥大细胞、嗜酸性粒细胞和T淋巴细胞共同参与的慢性气道炎症。近年来，儿童因为遗传或是过敏体质吸入外界过敏原而诱发的过敏性哮喘逐渐增多。

过敏性哮喘的症状

过敏性哮喘的发生来源于遗传、孩子是过敏体质，在日常生活中接触灰尘、花粉、食物添加剂等过敏原，呼吸道感染、吸烟（二手烟）、运动等因素的影响。打喷嚏、流鼻涕、咳嗽、胸闷等症状是过敏性哮喘发作的前兆。发病时，双肺可闻及广泛喘鸣音（呼吸时出现高调呼吸音，这是气流由肺脏经过因炎症而变得狭窄的呼吸道时所产生的声音），部分可闻及湿性啰音，叩诊呈过清音，呼吸困难，伴喘鸣音，以夜间为重，严重哮喘持续发作，会出现头昏、意识模糊、昏迷等症状。

过敏性哮喘的饮食注意

孩子发生过敏性哮喘不排除食物过敏诱发的可能，这就需要家长从饮食调整入手，避开过敏食物，是预防哮喘发生和哮喘加重的有效方法，能让孩子早日远离病痛的折磨，尽快康复。

孩子生病期间，饮食喂养要清淡，多吃一些易于消化的半流质或软食，加强营养，保证蛋白质、热量和人体所需的营养素，新鲜的蔬果可以适当多吃一些，讲究饮食荤素搭配、多样化，并保持饮用水的摄入。

避开牛奶、鸡蛋、花生、巧克力、海鲜等易引起过敏的食物；辛辣刺激性及生冷的食物，如辣椒、胡椒、冷饮、冰激凌等食物不适宜孩子食用；喂食时，不宜过饱、过甜或过咸，不吃或少吃添加剂、防腐剂、味精以及色素食物。

过敏性哮喘的居家防护

当发现孩子出现哮喘的先兆症状，如咳嗽、咽痒、打喷嚏等过敏性鼻炎症状，或者咳脓痰、呼吸困难等症状，这时要遵医嘱及时给孩子雾化吸入哮喘药物，以控制哮喘发作。

哮喘的孩子会出现呼吸困难的症状，所以家长一边安慰孩子，一边还要帮助他们按摩肋间肌，推擦胸部，指导他们进行深而慢的腹式呼吸。如果孩子咳痰无力，尤其是年龄较小的婴幼儿，家长一定要帮助孩子及时、有效地排痰。常用的排痰方法为叩背排痰法，即家长五指并拢，略弯曲，轻拍孩子背部，自边缘向中心，再自下而上拍打，一边拍打，一边鼓励孩子将痰咳出。

孩子哮喘发作时往往会觉得紧张、恐惧，这时家长千万不要慌张，要保持镇定，解开孩子的衣领，让孩子呼吸新鲜空气，然后陪在孩子身边，用亲切的语言安慰孩子，解除患儿的恐惧与不安。当然，家长也可以想办法分散孩子的注意力，如让孩子看他喜欢的动画片、听听儿歌或故事等，但一定要先征求孩子的意见，或者试探性地进行，看孩子的反应如何，他能接受就继续，很烦躁就立即停止。要避免一切可能引起孩子不良情绪的因素，以免加重病情。

家中使用空调的房间每天都要彻底清扫，定时开窗换气。当孩子从外面玩得满头大汗地回到家里，不要让他立刻进入空调房间，更不要让他打开冰箱拿起冷饮就喝。可以让患儿先用毛巾将身上的汗水擦干，喝一些温开水，待情绪稳定后，再享受空调。空调房内的温度与室外温度相差不要超过5℃，不能让孩子正对着空调的出风口。

中医疗法缓解过敏性哮喘

对症推拿

取穴： 掌小横纹、八卦、天突、太渊、膻中、肺俞

操作：

用拇指指腹以顺时针方向揉按掌小横纹50次，再用手指指端掐按掌小横纹10次。

用拇指指腹以逆时针方向运内八卦100次。

用拇指指腹揉按天突穴1～2分钟，以局部皮肤潮红为度。

用拇指指腹揉按太渊穴2～3分钟，对侧以同样的方法操作。

用拇指指腹揉按膻中穴1～2分钟，以局部有酸胀感为度。

用双手拇指指腹推揉肺俞穴1～2分钟。

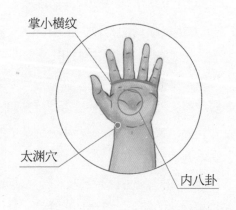

掌小横纹
太渊穴
内八卦

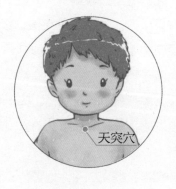

天突穴

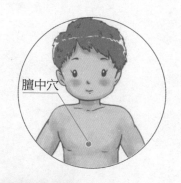

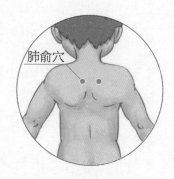

对症艾灸

取穴： 神阙、列缺、足三里、涌泉

操作：

将艾灸盒放于神阙穴上灸治10分钟，以穴位处皮肤潮红为度。

用艾条温和灸法灸治列缺穴10分钟。

用艾条温和灸法灸治足三里穴10分钟。

用艾条温和灸法灸治涌泉穴10分钟。

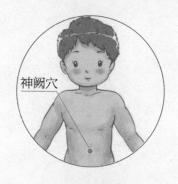

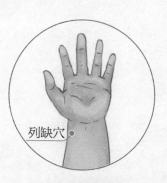

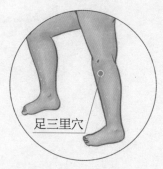

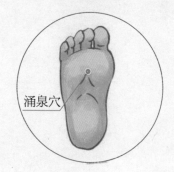

孩子过敏，家长也无需**太过着急。**
本章详解关于**预防和避免**过敏的多种饮食、心理、
运动和生活照护的方法，家长可以根据孩子的**过敏症状，**
以及**过敏高发**的季节，
为孩子做好相应的治疗与护理，**让孩子远离过敏。**

第五章

多管齐下，
让孩子远离过敏

对于过敏，预防比治疗更重要

对于过敏性疾病来说，回避过敏原是治疗的第一步，也是做好防范的第一步，所以家长一定要树立这样的观念——防范胜于治疗。比如，如果在孩子哮喘发作的早期就接受正规治疗，控制住的可能性就大；如果能早做预防，孩子中重度发作的概率就会大幅降低。

- 孩子出生后，应尽早开始母乳喂养，并坚持纯母乳喂养至少6个月。避免孩子刚出生即添加普通配方奶粉，如因特殊情况必须添加，也应选择低致敏性的配方奶粉，比如适度水解蛋白配方奶粉。

- 孩子满4个月前不添加任何辅食。

- 避免孩子与二手烟、三手烟、油烟等的接触。

- 进行筛查性检查，以明确过敏原。

- 减少常住环境中的尘螨、动物皮屑、霉菌孢子等常见过敏原。

- 使用木质材质或塑料材质的家具代替含填充物的家具。

- 对已经患病的孩子进行治疗和康复指导。

- 常备快速缓解类的药物并掌握使用。

- 定期复诊，获得专业医生的指导和建议。

- 关注孩子的心理状况，可在必要时寻求心理医生的专业指导和帮助。

学龄儿童的防敏养护

在宝宝3岁之前，家长在家中都会悉心照料，尤其把好宝宝的饮食关。但是当宝宝3岁之后开始进入幼儿园时，家中有过敏体质宝宝的家长们免不了会担心，现在很多幼儿园或学校都会给孩子们提供多种营养丰富又全面的菜肴或食品，这其中很可能会含有令自家孩子产生过敏反应的过敏原。那么该如何保证孩子在学校期间的饮食安全呢？

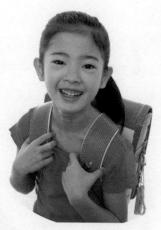

教孩子自己鉴别过敏原

当孩子能听懂家长的话，准确表达出自己的想法时，家长可以把他的病情如实告知，告诉孩子哪些食物及其制品是他应该避免食用的，并教他学会认食品标签。在告知孩子病情时，可以根据孩子的认知情况，采用合适的口吻和方式，以免孩子因为自己的特殊体质产生心理负担。

与老师或学校商量可靠的饮食方案

有过敏体质宝宝的家长不妨通过有效途径与老师或学校进行沟通，了解学校当天会给孩子提供哪些食物，最好能了解到具体加工的材料，将孩子不能吃或者吃了可能会过敏的食物提前和老师说明。家长最好能每天晚上将第二天孩子的饮食禁忌以书面的形式，如微信、短信等方式告知老师，以免老师记错或忘记，导致孩子误食含有过敏原的饭菜。为了保险起见，家长还可以给孩子制作"过敏原提示胸牌"，在胸牌上写明孩子当天的饮食禁忌，并叮嘱孩子佩戴在胸前，以便更直观地提醒老师。

有些公立幼儿园对食物过敏十分重视，在饮食方面去除了对孩子有不良影响的食物，并给孩子提供特殊的非变应原性的牛奶。有充裕时间的家长，不妨和老师、学校商量让孩子自己带饭或家长给孩子送饭。让孩子自己带饭时，还应该让孩子明白为什么自己必须自带某些食品，为什么自己和其他小朋友不一样，这样才能让孩子自觉坚持下去。

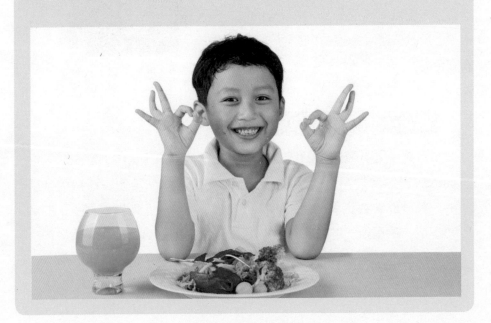

根据季节特点预防过敏

当气候转换或季节交替时，很多人常会发生不同程度的过敏反应。每个季节的特点不同，其致敏原和致敏反应也不尽相同，因此家长要根据季节的特点来帮助孩子预防过敏。

春季防敏，远离花粉与粉尘

春季过敏最常见的过敏原就是花粉。花粉随风进入到对花粉敏感的宝宝体内，他们的身体就进入了防御状态。免疫系统将花粉误当作有害物质并释放抗体，这使得身体开始分泌组胺，人体就出现流鼻涕、眼睛发痒等过敏症状。花粉随空气往往能传播很远，因此致敏物不一定是来自你周围环境的植物。

隔离宝宝与花粉。避免让宝宝在花粉含量较高的时段出行。早晨通常花粉量较高，建议上午6～10点之间尽量待在室内。起风时，最好减少出门。另外，家里门窗打开次数也要尽可能减少。出门时，最好给宝宝戴上口罩。

减少室内过敏原。外出后头发和衣物都容易残留花粉等致敏物，回到家中后应尽快给宝宝换衣服、洗头，一同出行的家人最好也一起换衣服、洗头。定时用湿布打扫书架、通风口等花粉和粉尘容易聚集的地方。

保证充足的睡眠。睡眠能促使机体产生抗体，从而增强机体的抵抗力。同时，睡眠还可以使各组织器官自我修复加快。因此，在花粉等过敏原肆虐的春季，要保证宝宝充足的睡眠，以提高宝宝自身的抗敏能力，帮助宝宝安然度过易过敏的季节。

夏季防敏，重在防晒与防蚊虫

对于一些过敏体质的宝宝来说，并不只有春天才容易过敏。夏天来临，长时间受紫外线的辐射，让小宝宝苦不堪言的蚊虫叮咬等，都容易引起皮肤过敏。以下是夏季过敏的原因及对应的防过敏方法：

防紫外线过敏。在阳光下暴晒后，外露的皮肤会出现红斑、水疱等，数天后红斑和水肿消退，继以脱屑、蜕皮，并留下暂时性的色素沉着。这个过程是皮肤在强烈日光照晒下出现的急性损伤性反应，反复晒伤会让皮肤对光敏感，产生光敏性反应。另外，过量食用含有感光物质的食物后再晒太阳，也会出现紫外线过敏的现象。常见的感光食物有芹菜、油菜、苋菜、芥菜、无花果、柠檬等。夏季阳光强烈的时候，宝宝应该减少外出。必要外出时，妈妈要给宝宝戴上宽边的防护帽或者打遮阳伞，此外，还可以选择较温和的宝宝专用防晒霜给宝宝涂抹。

不戴合金饰品。合金饰品是由铜、铁、钢、镍、铬等活性材料所制成，融入了较多的流行性元素。天气炎热时，人体出汗较多，合金饰品会受到汗水的侵蚀，对于敏感性肌肤来说，极容易造成过敏现象。对于易对金属饰品过敏的宝宝，妈妈除了不要给宝宝佩戴金属首饰外，最好也不要给宝宝购买带有金属饰品的衣服、帽子、鞋子等，或者在给宝宝穿戴前把上面的金属饰品摘下来。

防蚊虫叮咬。夏季到来，蚊虫也在增多，宝宝皮肤稚嫩，被蚊虫叮咬后容易发生过敏性皮炎。在夏季到来前，家长可以在家中安装密闭性好的纱门、纱窗，并随手关好纱门、纱窗。宝宝睡觉时可以在床上挂上蚊帐。尽量少带宝宝去郊外或公园活动，外出旅游时要带好驱蚊用品，如驱蚊剂、蚊帐等。凉席在使用前要用开水烫过并洗净，晒干后再用。

秋季防敏，严防过敏性鼻炎

初秋与初春是一样的，正是许多植物开花结果的季节，空气中的过敏原数量会增加，以野草的花粉、霉菌为主，部分地区的螨虫密度也会升高，所以秋天也是容易过敏的季节。进入秋季，过敏性鼻炎又进入高发季，患者明显增多。秋季空气比较干燥，风力较大，再加上秋季是作物成熟的季节，也是许多草本植物花粉的传粉时节，使得过敏性鼻炎具备了发病条件。

远离过敏原。秋季室外空气干燥，经常会刮风且风较大，此时空气中的花粉浓度并不低于春季，家长带宝宝外出时，可以给宝宝戴上口罩。家长应特别注意室内的清洁和空气流通，因为空气中的尘螨和细菌是引发哮喘的主要致敏原，所以应该勤加打扫，减少空气中的尘埃。可以在卧室里打开加湿器，以保持空气的湿度。

注意防寒，加强锻炼。入秋后早晚温差明显，家长要注意给宝宝增减衣物，小心感冒侵袭，避免宝宝感冒而引发鼻炎或使鼻炎加重。有的家长由于担心宝宝受凉后哮喘发作，心理上处于紧张状态，而对宝宝进行体育锻炼有所顾忌，结果宝宝体质下降，反而发病增多。其实，体育锻炼对过敏体质的宝宝大有好处，家长可以根据宝宝的体质选择适当的运动方式，例如每天坚持慢跑或快步走。

保持被子衣物干净。棉被衣物是贴身的物品，但它们也是滋生细菌的温床，最好经常把被子拿到太阳光底下晒晒，也要经常换洗衣服，养成良好的卫生习惯。家居环境中的尘螨是诱发过敏性鼻炎的重要过敏原，所以保持家中干净整洁对防治过敏有着重要的作用。

冬季防敏，远离尘螨

尘螨存活与繁殖的适宜环境条件为温度在20~22℃，相对湿度在40%~50%。北方地区进入冬季后，人们因为寒冷常将门窗紧闭，加之

暖气、空调等供暖设备使室内温度升高，
密闭令室内水蒸气含量增高，适合尘
螨生长。寒冷让冬季洗涤晾晒床
单、被褥等用品的概率比夏季也
会有所减少，相对于通风良好、
勤洗勤晒的夏季而言，冬季室内
尘螨的相对浓度就会增加，尘螨
过敏的概率自然也就大大增加了。

床上用品勤更换、晾晒。枕套、
床单、被单等床上用品每周用55℃以上的热
水洗一次，或使用洗衣粉并将用品在25℃水中至少浸泡5分钟，可以去
除绝大多数尘螨。清洗不了的棉被芯、枕芯等要经常在阳光下暴晒，时
间越长越好，同时需要用软毛刷刷一遍被子表面或轻拍被子，去除表面
浮尘。宝宝起床后，将被褥翻过来，摊开，尽量不要放置在床上，然后
敞开窗户和门，进行通风。

尽量避免使用地毯、窗帘。尽可能不要使用地毯，普通窗帘要勤洗
勤换，清洁地毯不要使用传统吸尘器，应使用真空吸尘器，做到经常更
换吸尘器的口袋。宝宝的枕头及棉被内填充物最好为低过敏材质做成，
并以防螨枕套及防螨被包覆起来，切勿使用棉絮等过敏材料为填充物。
移走宝宝卧室内的毛绒或填充式玩具，以及易沾灰尘的装饰物。

室内要经常做清洁。大扫除应每周一次，注意清洁地面、床底等卫
生死角，清洁时避免扬尘，应采用湿布擦拭方式。平时清洁地板时，一
定要用干燥的拖把擦干净。毛巾要挂在通风的地方，定期高温消毒并保
持干燥；清洗好后，也应常常置于太阳底下晾晒，并定期更换。

常用的治疗过敏的方法有哪些

目前过敏的治疗常以脱敏疗法和抗过敏为主。

脱敏疗法

脱敏疗法是特异性脱敏疗法的简称，是针对引起过敏性疾病的过敏物质的一种治疗方法。脱敏疗法常应用于过敏性鼻炎、过敏性哮喘、过敏性皮炎等过敏性疾病的脱敏治疗，临床常见脱敏治疗根据给药方式不同，分为注射脱敏、舌下含服脱敏、脱敏贴等。脱敏治疗可以改变过敏性哮喘、鼻炎等过敏性疾病的疗程，预防过敏性哮喘、鼻炎等过敏性疾病发生。

抗过敏治疗

抗过敏治疗主要采用药物进行治疗，临床上常用于抗过敏的药物主要有四种类型：钙剂、抗组胺药、变态反应介质阻滞剂和激素类药。

钙剂

- 葡萄糖酸钙：用于钙缺乏、急性低血钙和低血钙抽搐、荨麻疹、急性湿疹、皮炎等。注射宜缓慢。

抗组胺药

- 扑尔敏：广泛用于一切瘙痒性变态反应性皮肤病。哺乳期妇女、新生儿禁用。

- 开瑞坦（克敏能）：用于急性或慢性荨麻疹、过敏性鼻炎及其他过敏性皮肤病。2岁以下儿童、孕妇及哺乳期妇女慎用。

- 苯海拉明：广泛用于一切瘙痒性变态反应性疾病，如荨麻疹、过敏性皮炎、湿疹、瘙痒症等。哺乳期妇女、新生儿禁用。

变态反应介质阻滞剂

- 酮替芬：适用于防治多种类型的支气管哮喘，也可用于治疗过敏性鼻炎、过敏性皮炎。哺乳期妇女慎用。

- 色羟丙钠：用于预防过敏性支管哮喘的发作，也用于过敏性鼻炎、过敏性湿疹、皮肤瘙痒症等。本品起效后可减少给药次数，如需停药，需逐渐减量，不能突然停药。

激素类药

- 氢化可的松：用于过敏性疾病，如支气管哮喘、哮喘持续状态、血清病、血管神经性水肿等。儿童使用的剂量除了一般按年龄或体重而定外，更应当按疾病的严重程度和患儿对治疗的反应而定。

- 地塞米松：用于治疗过敏性疾病，如过敏性皮炎、药物性皮炎（药疹）、血清病、鼻炎、药物反应、荨麻疹、过敏性紫癜等。本品为长效制剂，一般不用于儿童需长期使用激素者。

过敏孩子的饮食注意事项

过敏性疾病通常都是一种慢性病，需长期调养，而中医素有"药食同源"之说，饮食调养的方式更容易被人接受。

根据体质来选择抗过敏食物

在饮食调养过程中，食物或药膳的选择主要根据患者自身的体质、季节气候和服用时的身体状况选定。因为大部分过敏患者的体质是气虚质、阳虚质和特禀质，因此建议少吃或不吃寒凉冷冻食品，适时进食补益之品，如山药、大枣、核桃等。其中，益肺固表类、健脾益气类、温肾助元类适合在疾病缓解期根据自身体质辨证选用，在疾病发作期宜根据病邪选用祛风散寒类或清热通窍类。

白菜

白菜，具有通利肠胃，养胃和中，利小便的功效。白菜含丰富的维生素、膳食纤维和抗氧化物质，能促进肠道蠕动，帮助消化，有助于提高免疫力，预防过敏。

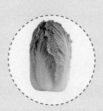

花菜

花菜含丰富的水分、膳食纤维、维生素及矿物质，其性平味甘，有健脾养胃、清肺润喉、清热解毒的作用。花菜是含有类黄酮最好的食物之一，能增强抵抗力；花菜中含有的维生素C具有抗氧化功能，能保护细胞，维护骨骼、肌肉、牙齿等的正常功能。

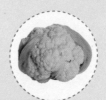

虽然说花菜对人体极有益处，但是花菜含有少量的天然甲状腺肿大剂，会干扰人体甲状腺对碘的利用，因此，甲状腺功能失调者应避免过量食用。

包菜

包菜中含有大量的维生素C，孩子食用包菜能提高其免疫力，预防感冒。而且包菜含有丰富的叶酸，对贫血和胎儿畸形有预防作用，对生长发育很有帮助。包菜中含有消炎杀菌的物质，对咽喉疼痛、外伤肿痛、蚊叮虫咬、胃痛牙痛、皮肤粗糙过敏之类的症状都有食疗作用。

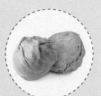

香菇

香菇具有化痰理气、益胃和中、透疹解毒等功效，对食欲不振、身体虚弱、小便失禁、便秘、形体肥胖等病症有食疗功效。香菇中含有香菇多糖，这种物质能提高辅助性T细胞的活力。香菇还含有多种维生素、矿物质，能补充身体发育所需的多种营养元素，还能促进人体新陈代谢。

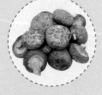

海带

海带中富含的碘有促进生长发育、维护中枢神经系统的作用；富含的维生素E，有护肤养颜的作用；而富含的硒，有保护心血管、滋润皮肤、提高人体免疫力等作用。海带能化痰、软坚、清热、降血压、防止夜盲症、维持甲状腺正常功能。海带还有抑制癌症的作用，特别是能够抑制乳腺癌的发生。另外，海带热量极低，对于预防肥胖症颇有益，很适宜有营养过剩症状的婴幼儿食用。

西蓝花

西蓝花营养丰富，含蛋白质、糖、脂肪、维生素和胡萝卜素，营养成分位居同类蔬菜之首，被誉为"蔬菜皇冠"。西蓝花中含有丰富的钙和维生素K，这两种营养物质对骨骼健康和防止骨质疏松具有重要作用。研究发现，西蓝花中的活性物质可以减少过敏物对人体的影响，降低过敏危险。

丝瓜

丝瓜中含有防止皮肤老化的B族维生素、增白皮肤的维生素C等成分，能保护皮肤、消除斑块，使皮肤洁白、细嫩，是不可多得的美容佳品。在丝瓜组织培养液中提取到一种具抗过敏性物质——泻根醇酸，有很强的抗过敏作用。丝瓜可凉拌、炒食、烧食、做汤食，或榨汁用以食疗。由于丝瓜皮营养丰富，建议家长给宝宝做丝瓜辅食的时候不必将皮完全削去，可以将丝瓜连皮打成丝瓜泥给宝宝吃。

生菜

生菜营养丰富，含有大量 β 胡萝卜素、抗氧化物、维生素B_1、维生素B_6、维生素E、维生素C，还有大量膳食纤维素和微量元素如镁、磷、钙及少量的铁、铜、锌。能促进消化和吸收，改善肠胃功能，提高身体免疫力，对预防过敏有积极作用。

胡萝卜

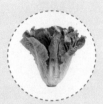

胡萝卜是一种质脆味美、营养丰富的家常蔬菜，素有"小人参"之称。胡萝卜含有大量胡萝卜素，其中50％变成维生素A，维生素A是骨骼正常生长发育的必需物质，有助于细胞增殖与生长，是机体生长的要素，对促进婴幼儿的生长发育具有重要意义。胡萝卜中的 β-胡萝卜素能有效预防花粉过敏症、过敏性皮炎等过敏反应。

西红柿

西红柿是维生素C的天然食物来源，维生素C能增强小儿免疫力，防治感冒。西红柿中的有机酸能增加胃液酸度，帮助消化，调节胃肠功能。西红柿还有抗菌消炎的功效，不管是直接用在脸上还是食用，都对皮肤和身体有益。一般来说，宝宝添加辅食之后就可以吃西红柿，但因为西红柿味道酸甜，味道比较具有刺激性，所以家长最好在宝宝添加辅食适应一段时间后再给宝宝吃西红柿。

山药

山药是培补中气最平和之品。药店通常有炒山药和生山药两种，平时食用建议用干燥后的生山药较好。山药能补脾胃，所含的黏液质、淀粉酶等既有滋补作用，又能助消化。山药是脾胃虚弱者的首选食物和药物，对于儿童、老人尤其适宜。针对那些脾胃虚弱、体质较差的儿童，建议可以将山药与大米同煮成粥，经常食用可逐渐强健孩子的脾胃。山药还是婴幼儿良好的辅食食物，给婴幼儿添加辅食的时候，可以把山药制成山药泥少量食用。

红薯

红薯含有丰富的淀粉、维生素、纤维素、镁、磷、钙、亚油酸等营养成分。红薯中还含有大量不易吸消化酶破坏的纤维素和果胶，能刺激消化液分泌及肠胃蠕动，从而起到通便作用。宝宝开始添加辅食的时候就可以吃红薯了，妈妈们可以将红薯捣烂成泥，或是将红薯熬成粥给宝宝吃。

玉米

玉米中含有异麦芽低聚糖，能使肠道菌群达到平衡状态，让肠道保持健康。玉米中富含的镁能够促进骨质形成，对维持骨骼和牙齿的强度和密度具有重要作用。玉米具有开胃益智、增强记忆力的作用，还含有一种特殊的抗癌物质——谷胱甘肽，进入人体内可与多种致癌物质结合，使其失去致癌性。玉米含有丰富的纤维质，不但可以刺激肠蠕动，防止便秘，还可以促进胆固醇的代谢，加速肠内毒素排出。

莲藕

莲藕的营养价值很高，富含铁、钙等矿物质元素，植物蛋白质、维生素以及淀粉的含量也很丰富，有明显的补益气血、增强人体免疫力的作用。宝宝食用能增强体质，提高免疫力。熟藕的药性则由凉变温，没有了散瘀清热的功能，变成了益胃健脾、养血补虚，特别适合脾胃虚弱或病后的宝宝食用。莲藕可制成藕原汁、藕蜜汁、藕生姜汁、藕葡萄汁、藕梨子汁等清凉消暑的饮料，是老弱妇孺及病患的良好补品。

南瓜

南瓜营养丰富，可以提供给人体必需的养分，还可以使肝、肾功能得到恢复，防治癌症。南瓜含有一种"钴"的成分，食后可补血，并促进人体内的新陈代谢。南瓜的皮含有丰富的胡萝卜素和维生素，所以最好连皮一起食用，如果皮较硬，可用刀将硬的部分削去再食用。在烹调的时候，南瓜心含有相当于果肉5倍的胡萝卜素，所以尽量要全部加以利用。宝宝食用南瓜不仅能增强自身免疫力，还能促进生长发育。

冬瓜

冬瓜中所含的丙醇二酸，能有效地抑制糖类转化为脂肪，加之冬瓜本身不含脂肪，热量不高，适合胖宝宝食用。炎热的夏天会让宝宝胃口下降，食欲不振，妈妈可以给宝宝熬点冬瓜汤喝，既能补充水分，又能消暑，一举两得。给宝宝添加辅食时，最好不要太早添加冬瓜，等宝宝长大一些，肠胃功能较好时，妈妈再给宝宝用冬瓜熬汤喝。熬汤后冬瓜肉质散开，利于宝宝吞咽，而且经过长时间炖煮，冬瓜的寒性减弱，适合宝宝吃。

红枣

红枣含有丰富的蛋白质、维生素 C、钙、磷等营养成分，具有较强的补养作用，能提高人体免疫功能，增强抗病能力。红枣中含有大量的抗过敏物质——环磷酸腺苷，非常适合过敏儿童食用。

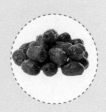

芝麻

芝麻对于宝宝来说是不可多得的营养补品，含有极为丰富的铁、钙、蛋白质，其蛋白质含量多于肉类，含钙量为牛奶的2倍。芝麻可作为帮宝宝补充铁质的良好来源，还能促进宝宝骨骼和牙齿的发育，促进宝宝的智力发育。此外，芝麻含脂肪油达45％～55％，能够滋润肠道，增加肠道津液成分以及促进肠道运动等，有助于缓解孩子便秘。

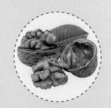

核桃

核桃仁含有较多的蛋白质及人体营养必需的不饱和脂肪酸，这些成分皆为大脑组织细胞代谢的重要物质，能滋养脑细胞，增强脑功能。核桃富含膳食纤维，宝宝食用可以补充膳食纤维，有利于宝宝的肠胃功能增强，可以帮助宝宝开胃，改善宝宝的胃口。

酸奶

宝宝每天喝点酸奶，在一定程度上可以缓解花粉过敏症，乳酸菌能增强人体抵抗力，从而在一定程度上缓解过敏症状。但乳制品过敏者禁食。

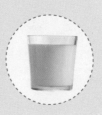

鸡肉

鸡肉内含有的蛋白质是促进体内新陈代谢的重要物质，有利于骨骼和牙齿的健康生长。鸡肉中还含有大量的维生素E，能够保护皮肤免受紫外线和污染的伤害。鸡肉具有健脾胃、益五脏、补精添髓等功效，可以增强体力、强壮身体，提高自身的免疫力，还有助于缓解感冒引起的鼻塞、咳嗽等症状，对营养不良、畏寒怕冷、乏力疲劳、虚弱等症有食疗作用。

蜂蜜

蜂蜜中含有一定的花粉粒，经常喝的人就会对花粉过敏产生一定的抵抗能力。蜂蜜里面还含有微量蜂毒，它是蜜蜂体内的一种有毒液体，具有与促肾上腺皮质激素相似的作用，能改善人体内环境状态，调节机体免疫力，具有抗过敏、抗辐射、增强机体抗病能力的作用。

橙子

橙子味甘，性平，含有对人体有益的橙皮苷、柠檬酸、苹果酸、琥珀酸、糖类、果胶和维生素C等成分，具有生津止渴、疏肝理气、抗氧化、抗过敏、增强抵抗力等功效，对缓解过敏症状有积极作用。

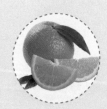

葡萄

葡萄的营养比较全面，葡萄中的糖分主要是葡萄糖，能很快被人体吸收，能满足宝宝成长的需要。红葡萄抗过敏功效显著，葡萄皮有一种抗氧化剂，具有消炎的功效，可以显著减轻过敏症状。葡萄籽中含有一种物质叫"原花青素"，能缓解过敏、气喘、花粉热等症状，具有强力抗氧化和抗过敏功能。

苹果

苹果酸甜可口，营养丰富，是老幼皆宜的水果之一。苹果中的营养成分可溶性大，易被人体吸收。苹果中的膳食纤维对儿童的生长发育有益，能促进生长及发育。苹果中的锌对儿童的记忆力有益，非常适合婴幼儿食用。原则上来说，在宝宝五六个月就可以添加一些苹果泥，6个月左右就可以喂少量稀释过的鲜榨苹果汁，而到了八九个月，就可以喂苹果条磨牙了。

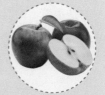

柠檬

柠檬含有丰富的维生素C、B族维生素等成分，具有抗过敏、抗感染、增强身体免疫力等功效。经常食用柠檬，对消化道蠕动缓慢、感冒以及身体免疫力低下都有良好的调理作用。

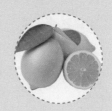

樱桃

樱桃是一种温性水果，它含有丰富的铁和维生素C，具有调节气血、提高免疫力的作用。孩子适当食用可以增强身体抵抗力，对预防过敏有积极作用。

猕猴桃

猕猴桃属于一种比较常见的水果，里面含有丰富的维生素C、氨基酸、矿物质等营养成分，孩子适量食用可以增强自身的免疫力，对预防过敏有一定的作用。

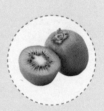

绿豆芽

绿豆芽富含纤维素，有利于肠胃的蠕动，是防治便秘的健康蔬菜。绿豆还含有丰富的维生素C，能够促进牙齿和骨骼生长，帮助提升免疫力，增强对铁质的吸收能力。绿豆芽可清热解毒、利尿除湿、解酒毒和热毒，是祛痰火湿热的家常蔬菜，凡体质属痰火湿热者，吃绿豆芽可以起到清肠胃、解热毒、洁牙齿的作用，还能补肾、利尿、消肿、调五脏、美肌肤、利湿热。绿豆芽含有丰富的维生素与膳食纤维，可缓解便秘，但其性凉，不要吃过量。

扁豆

扁豆的营养成分相当丰富，含有蛋白质、脂肪、糖类、钙、磷、铁、钾及维生素A、B族维生素等。扁豆有健脾、和中、益气、化湿、消暑之功效，能增进食欲，帮助消化。扁豆具有提高人体免疫力、增强抗病能力、激活淋巴细胞、促进脱氧核糖核酸合成等功能，是一种滋补食疗佳品。

薏米

薏米不仅蛋白质含量高，而且还含有丰富的B族维生素、矿物质、膳食纤维等，是一种营养均衡的谷物，有促进新陈代谢和减少胃肠负担的作用。薏米还具有健脾、补肺、清热、利湿的作用，而且特别容易消化吸收，是上佳的食疗之物，适合脾胃虚弱而导致消化不良的宝宝食用。

紫米

紫米所含的矿物质对骨骼和牙齿的发育都很重要。紫米还含有丰富的膳食纤维，可促进肠胃蠕动；富含维生素B_1，能保护手、足、神经的发育。紫米具有健脾开胃、补肝益肾等功效，是防病强身的滋补佳品。同时，紫米中还含B族维生素B、蛋白质等，对于感冒、咳嗽都有食疗作用。

忌食生冷食物和发物

过敏性疾病患者的体质大多虚寒，尽量避免吃生冷之物，如西瓜、杨桃等，尽量不进食冷冻食品。避免让孩子食用过凉的食物，以防降低孩子的免疫力，引发呼吸道疾病，加重病情；避免让孩子食用刺激性食物，如辣椒、芥末等容易刺激呼吸道黏膜的食物；避免让孩子食用人工色素、食品添加剂含量多的食品，尤其是亚硝酸盐防腐剂，因为这些成分已经证实会引起呼吸道的过敏反应。

"发物"一般是指食后能引起旧病复发或新病加重的食物。"发物"包括的范围很广，对于不同的患者来说是因人而异的。对某些已知会引起过敏、诱发过敏的食物，应避免食用，例如鱼、虾、蟹等海产类产品，这类食品大多咸寒而腥，对于体质过敏者，易诱发过敏性疾病发作。过敏性疾病患者应根据自己的实际情况，合理忌口，这样既可以避免由饮食不慎而导致鼻炎发作加重，又可以防止因过于讲究忌口而影响机体对多种营养物质的吸收。

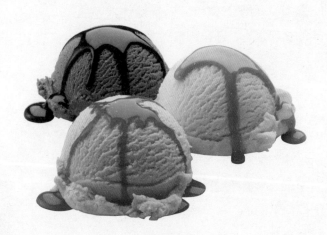

提高孩子免疫力，预防过敏

过敏体质与免疫力

过敏体质就是指容易发生过敏反应和过敏性疾病而又找不到发病原因的人。具有过敏体质的人可发生各种不同的过敏反应及过敏性疾病，如有的患湿疹、荨麻疹，有的患过敏性哮喘，有的则对某些药物特别敏感，可发生药物性皮炎，甚至剥脱性皮炎。但是偶而对某种已知因素发生高反应性，不能称作"过敏体质"。

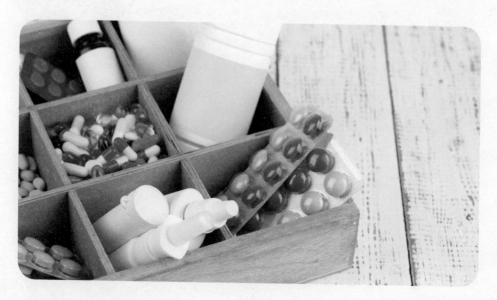

造成过敏体质的原因是复杂而多样的。从免疫学角度看，过敏体质的人常有以下特征：

- 免疫球蛋白 E（IgE）是介导过敏反应的抗体，正常人血清中 IgE 含量极微，而某些过敏体质者血清 IgE 比正常人高 1 ~ 10 倍。

- 正常人的辅助性 T 细胞 1（Th1）和辅助性 T 细胞 2（Th2）这两类细胞有一定的比例，两者协调，使人体免疫保持平衡。而过敏体质者往往 Th2 细胞占优势，Th2 细胞能分泌一种称为白细胞介素 -4（IL-4）的物质，它能诱导 IgE 的合成，使血清 IgE 水平升高。

- 正常人的胃肠道具有多种消化酶，使进入胃肠道的蛋白质性食物完全分解后再吸收入血，而某些过敏体质者缺乏消化酶，使蛋白质未充分分解即吸收入血，使异种蛋白进入体内引起胃肠道过敏反应。此类患者常同时缺乏分布于肠黏膜表面的保护性抗体——分泌性免疫球蛋白 A（SigA），缺乏此类抗体可使肠道细菌在黏膜表面造成炎症，这样便加速了肠黏膜对异种蛋白的吸收，诱发胃肠道过敏反应。

- 正常人体含一定量的组胺酶，对过敏反应中某些细胞释放的组胺（可使平滑肌收缩、毛细血管扩张、通透性增加等）具有破坏作用，因此正常人即使对某些物质有过敏反应，症状也不明显。但某些过敏体质者却缺乏组胺酶，对引发过敏反应的组胺不能破坏，而表现为明显的过敏症状。

因此，如果免疫力低下，造成过敏体质的可能性就更高。和普通人相比，容易过敏的孩子除了要学会躲避过敏原，还要注意提高免疫力。

坚持母乳喂养有利于提高孩子免疫力

母乳营养丰富，含有机体需要的各种营养物质，尤其是充足的优质蛋白质，有利于新生儿的智力发育。

母乳中含有多种球蛋白抗体，可增强新生儿的免疫力，是牛奶、羊奶和其他人工代用品所无法比拟的。美国医学会婴幼儿健康专家称，坚持母乳喂养6个月以上的宝宝，儿童期得癌症的情况也相对少得多。因此，母乳喂养是新生儿提升免疫力的最好方法。有条件母乳喂养的妈妈，应在宝宝出生后至宝宝6个月大时坚持只给宝宝喂食母乳。即使给宝宝喂食辅食，也要继续母乳喂养，直到宝宝断奶。母乳不足的妈妈也要尽量坚持母乳喂养4个月，对宝宝来说，只要能吃到母乳就好。

获得性免疫力产生的具体免疫物质有很多种，其中最重要的是抗体。人感染到甲型肝炎病毒后，不论是否生病，均可以产生抵抗甲型肝炎病毒的抗体，保护人体免受该病毒再感染。抗体主要存在于血液中，也存在于唾液、泪液以及哺乳妇女的乳汁等分泌液中。由于一般成人在生活中总会受到少量这种那种病原微生物的刺激，虽然感染了不一定生病，但血液和分泌液中有了抗体，尤其在产妇刚生下新生儿的头几天里，产生的乳汁为初乳，其中含

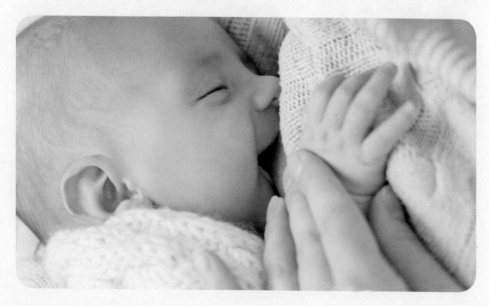

有的各种抗体最为丰富，新生儿或婴幼儿在吸乳时可将母亲乳汁中的抗体一并吸取，同样也就得到了对那些病原微生物的免疫力，可防止感染。所以从免疫学的角度看，母乳喂养大大优于人工喂养，尤其是在产后几天的初乳，应尽量提供给新生儿吸取。

养成规律的生活习惯

婴儿的生物钟在出生后会根据生活习惯逐渐形成，因此父母要足够耐心地对待宝宝，帮他们找到自己的生活规律。成长中的宝宝每天需要充足的睡眠，如果你的宝宝晚上睡得不够，可以让他白天小睡一下。有规律的生活习惯养成会极大提高婴儿的免疫力，促进婴儿健康成长，对身体大有益处。要帮宝宝养成好的生活习惯，可以试着按照以下方法进行：

每天早晨在同一时间（比如早晨6~7点之间）叫醒宝宝。起床后，让宝宝感受早晨的阳光，帮助宝宝认识"早晨"。对于无论如何都起不来的宝宝，可以在起床前一点点地调亮房间的光线。

进行早晨的"仪式"，如洗脸、换衣服等。关键是要养成习惯。

晴朗的日子里，在午前或午后可以适当地安排户外散步。不方便散步时，可以在阳台或庭院晒晒太阳，帮助宝宝认识"白天"。白天尽量安排活泼一些的游戏，夜晚则尽量安排安静的游戏。

晚饭尽量在晚上7点半之前完毕。夜晚睡觉时关闭不必要的电器，使卧室保持黑暗、安静。

进行睡觉前的"仪式"，如换睡衣、刷牙、讲故事、聊天等。养成睡觉前的这些习惯，帮助宝宝认识"夜晚"。每天尽量在同一时间上床睡觉。

孩子衣着要柔软、衣物应勤换洗

对于容易过敏的孩子，衣物也会产生刺激性，因此家长在给孩子选择衣服尤其是贴身衣物时，一定要多加注意。

由于过敏瘙痒，有时孩子的脸蛋会与枕头或被褥进行摩擦或用小手抓痒处，家长可为接触面部的被子缝个棉布被头，便于每天更换。

不管是穿衣还是盖被（不要盖毛毯），千万不能捂，捂热会加重瘙痒和汗液刺激。给孩子穿衣盖被应松松的、软软的，以不出汗为度。选择柔软、宽松、轻便、透气性好、吸湿性好的纯棉衣物，鞋袜宽松。上衣宜选无领衫，以减少对颈部及面颊部的摩擦。

贴身衣物以浅淡或白色为好。染色剂或荧光剂有毒，容易引起宝宝过敏。新买回来的衣服首先应剪去商标，以减少对孩子皮肤的摩擦、刺激。

避免患儿皮肤直接接触人造纤维、毛织物、丝织品或动物羽毛类的衣服、枕头和被褥，因为此类衣物对皮肤有刺激性，容易引起皮肤过敏。

对于容易过敏的孩子，他们的衣物、被头、枕巾和床单等应尽可能勤换洗，从而最大可能地减少过敏的反复发生。可是你的洗衣方法真的正确吗？须知不正确的清洗方法会加重过敏症状，甚至诱发新的过敏，反而不利于孩子的健康。

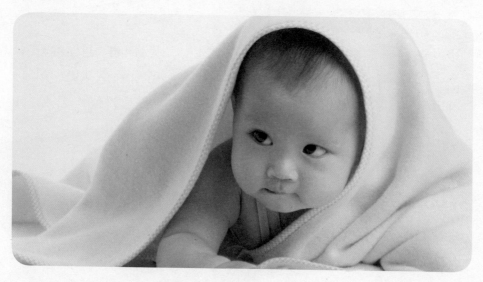

买回来的新衣服要先洗后穿

衣服在制造过程中可能会残留部分有害物质，因此，孩子的衣服买回来后一定要先清洗，然后再给孩子穿用。清洗衣物前，应仔细阅读衣服上的标识，注意清洗衣物所需的水温、能否用洗衣机清洗、是否需要熨烫等。

使用低刺激性的专用洗衣液

清洗衣物时应用温和、低敏、低刺激性的婴儿或儿童专用的洗衣液或洗涤用品，避免使用漂白剂、柔顺剂和强碱性的洗衣皂、洗衣粉等，以免刺激孩子的皮肤。孩子的衣服尽量不要用干洗剂。

衣物不混洗，内外衣分开洗

孩子的衣服要和大人的衣服分开洗，最好不要用洗衣机，因为大人衣物上以及洗衣机内的大量细菌很可能会成为刺激孩子肌肤的元凶。内衣是直接与孩子皮肤接触的，外衣则与外界接触，容易沾染细菌。所以在清洗孩子的内外衣时应分开，避免交叉感染。

充分漂洗干净

清洗孩子的衣服应多漂洗，至少三遍，以水质见清为准，这样才能充分去除洗涤剂、香料等残留物。孩子的内衣洗完后还可以用开水烫一下，可以起到杀菌的作用，但必须是在衣物质量允许的情况下才行。

洗完后放到阳光下晒干

清洗过后的衣服，最好能晾晒在通风且有阳光的地方，一遍干透。阳光是天然的杀菌消毒剂，不但没有不良反应，而且也不用经济投入。晒过阳光的衣物松松软软，孩子穿上也舒服。

孩子洗澡避免用刺激性肥皂和沐浴露

孩子过敏，家长一定要注意保持孩子皮肤洁净，并做好皮肤的保湿措施。一般医生都会建议家长多给孩子补充水分、勤洗澡，并注意皮肤保湿。

给过敏体质的孩子洗澡一定要注意避免使用有刺激性的肥皂和沐浴露。因为孩子过敏时皮肤非常脆弱，肥皂一般都是碱性的，虽然可以起到清洁作用，但容易刺激伤害孩子的皮肤，所以不宜给过敏儿使用。此外，有些添加有杀菌成分及香料的清洁用品，反而容易引起过敏，也不宜给孩子使用。而且很多沐浴用品本身可能就是孩子的过敏原，即使是标有"婴幼儿专用""过敏儿专用"的沐浴用品也是如此，最多只能说它们或许比较不容易造成过敏。

孩子过敏时，最好用清水洗澡。如果是较大的孩子，玩得全身脏兮兮的，可以用沐浴液重点洗腋下、胯下和脚等部位，其他地方用清水清洗即可。

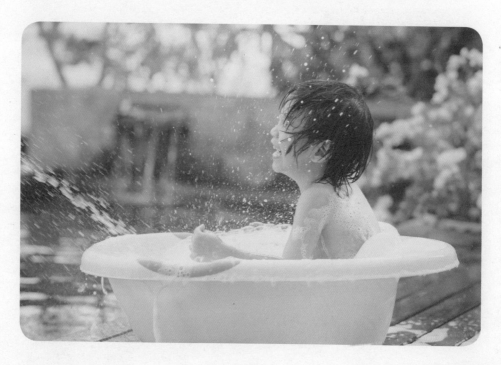

洗澡后给孩子涂抹安全的护肤品

孩子洗完澡后，要给孩子勤擦保湿用品，使孩子的皮肤保持湿润。保湿护肤用品有膏、霜、乳液之分，膏状用品比较油，保湿效果强，可以在晚上使用，乳液和霜不会太油，可以在白天使用。家长也可以根据孩子的皮肤干燥程度和过敏程度选择合适的保湿用品。除了护肤品的性状之外，家长在给孩子选择护肤品时应注意以安全为第一要素。

买正规品牌

品牌是保证产品质量的重要标准之一。护肤品不是电子产品，不用比新潮，也不用看到什么贵就买什么，应选择口碑好、经典的品牌。可以到国家市场监督管理总局网站上对相关产品的审批情况进行核查，只有在总局备案数据库中能够被检索到的产品，才是符合国家法规的正规产品。

关注产品成分表

给孩子的护肤品一般以护肤保湿为主，成分要求简单、温和、低刺激性或无刺激性，家长在选择时应注意查看成分表，尽量选择标明过敏专用或低刺激性的产品。当孩子适应了某种润肤露，就不要经常更换，以免引起过敏。

观察异常反应

在给孩子使用护肤品前，最好先少许涂抹在孩子的前臂内侧皮肤上，观察两天，看看有无红肿、瘙痒现象，若无反应再用于身体其他部位。若出现异常反应，马上停用，并且接下来至少3个月不要再使用该产品。

不用成人护肤品

婴幼儿应使用专用护肤品，这些护肤品是根据婴幼儿皮肤特点专为婴幼儿制造的，且有一定的品质要求。成人的护肤品是按照成人的皮肤性质设计的，一些成分的浓度较高，而这些都是孩子娇嫩的皮肤所不能承受的，很容易引起过敏反应。

注意个人卫生

通过提高婴儿的免疫力，免疫系统就能对传染病原形成免疫记忆，万一遇上，也可以很快将其消灭。孩子提高免疫力，抵抗力也会增强，因此平时一定要培养孩子养成好的生活习惯、卫生习惯，防止病从口入。平时要养成以下习惯：

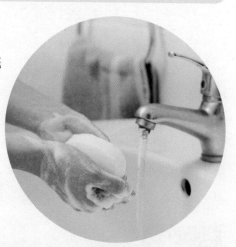

让宝宝学会保护自己的牙齿

家长应有意识地培养宝宝关注自己的牙齿，不妨带宝宝到镜子前看看自己的牙齿。宝宝较大时可和宝宝一起数数长出了几颗牙，还可以让宝宝张大嘴，和宝宝比比谁的牙齿又白又亮。对于不愿意刷牙的宝宝，家长应耐心地探明原因，比如有的宝宝不喜欢牙膏刺激舌头的感觉，有的宝宝怕牙刷捅到牙根，有的宝宝怕将牙膏咽下，等等。

让宝宝懂得饭前便后要洗手

告诉宝宝洗手的道理：手接触外界难免带有细菌，手上的细菌会随着食物进入肚子，宝宝就会因为吃进不干净的东西导致生病。家长应教给宝宝正确的洗手方法：先用水冲洗手部，将手腕、手掌和手指充分浸湿后，用洗手液或香皂均匀涂抹，让手掌、手背、指缝等处沾满丰富的泡沫，然后再反复搓揉双手及腕部，最后再用流动的水冲干净。宝宝洗手的时间不应少于30秒。

孩子的玩具要经常清洗

玩具是孩子必不可少的"好朋友"，对于不过敏的孩子来说，玩具只需要日常简单清理就可以了。但是对于过敏的孩子来说，容易藏污纳垢的玩具很可能会沾满细菌、蓄积尘螨，引发过敏。可见，玩具的清洁很重要。不过孩子玩具的种类很多，不同材质的玩具应采用不同的清洗方式。

毛绒玩具是孩子最喜欢的玩具之一，却最容易聚集尘螨。尘螨过敏比较常见的症状有皮肤过敏和呼吸道过敏，表现为眼睛痒、鼻子痒，晚上睡觉或早上起床有鼻塞、咳嗽、打喷嚏等症状。对于可以水洗的毛绒玩具，可用中

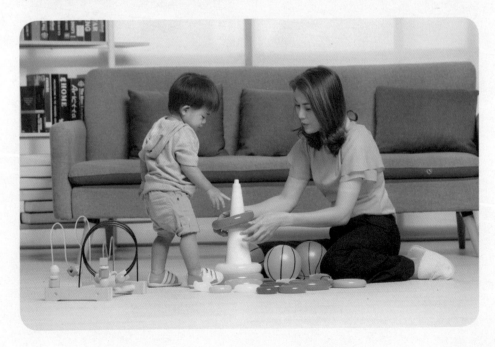

性洗涤剂温水洗，用毛刷轻刷，洗后进行脱水处理，然后放在阳光下暴晒。如果是不能用水清洗的毛绒玩具，可以放到塑料袋里，加入粗盐使劲摇晃约10分钟后，取出擦干净粗盐，然后拿出去晒一晒，就可以起到杀菌除螨的效果了。

塑胶类玩具种类比较多，也比较常见，需要经常清洗。在清洗的时候可以先喷少许酒精再用水清洗，或在水中放入少许温和的洗涤剂，再放入玩具清洗，最后放在阳光下晒干即可。不过，有一些容易把水留在里面、不容易弄出来的塑胶玩具，时间长了难免会滋生细菌，尽量不要给孩子买这样的玩具。

木制玩具比较常见的就是积木，如果表面有脏污可以用橡皮擦一擦，缝隙之间可用旧牙刷刷干净。需要注意的是，木制玩具泡水之后容易变形，也不能直接喷清洁剂，最好的清洁方法就是用棉布蘸酒精擦拭，然后自然风干就可以了。

铁皮玩具可以先用肥皂水擦洗，再用清水冲干净，然后放在阳光下晒干。注意每次用的水不宜过多，以免造成玩具生锈。

带电玩具里面有电池、电线，不能碰水，建议用海绵蘸少许水（可以是用酒精或白醋稀释过的水）擦拭，然后用干抹布擦干。

孩子的玩具建议每周清洗2次左右。在晒的过程中，还要经常给玩具翻面，尽量保证玩具的各个位置都能晒到太阳。这样才能充分杀灭细菌，保证玩具的清洁和卫生。

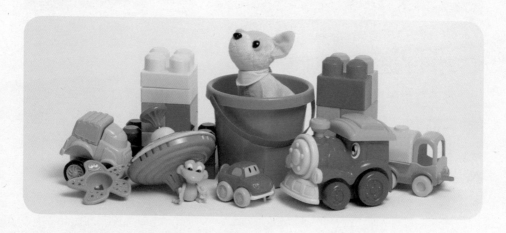

避免太阳直射引起紫外线过敏

紫外线过敏是日光作用于人体所引起的异常变态性反应。小孩子由于皮肤细嫩，身体抵抗力也较为薄弱，皮肤表皮细胞容易受到紫外线的射伤，发生变性、分解，使皮肤中的毛细血管扩张充血，出现丘疹、红斑、脱屑等过敏反应。孩子出现紫外线过敏，首先就要避免日晒，尽量不要让孩子在光线强烈（中午12~15点）的时候外出，平时外出应注意防晒。

如果孩子因为紫外线光照出现较多的丘疹、红斑或水疱，可用冰牛奶进行湿敷，每次约20分钟，每日2~3次，直到症状消退、水疱干涸。如果孩子紫外线过敏的症状较重，最好去医院就诊，给予补液或其他对症处理。消炎、用药等均需在医生的指导下进行。

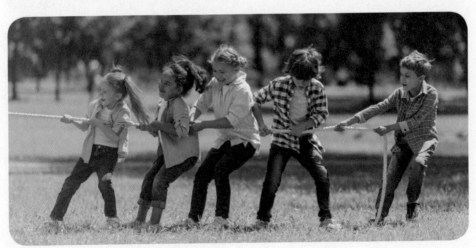

对孩子进行体质训练

对于有些孩子来说，冷刺激是最大的过敏原。因此，为了增强孩子对温度变化的适应能力，家长可适当对孩子进行耐寒的训练，增强孩子的抵抗力，培养孩子可抗寒的体质，减少生病的次数。春冬季正是进行耐寒训练的大好时机，家长可以这么做：

给1岁以上的宝宝穿衣要注意"两少一多"，日常穿衣要比成人少一件，盖的被子要比成人少一层，但带宝宝外出活动时，家长要注意多带一件衣服，活动后及时添加。

家长可以帮助1岁以下的小宝宝按摩，轻轻活动手脚，促进血液循环。家长还可以和1岁以上的孩子出去散步等，也可带他（她）在公园或小区玩耍，这样不仅可以使宝宝不容易生病，还能让宝贝每天保持愉快的心情，增强免疫力。

控制体重，有助于缓解过敏性哮喘

当患有哮喘的孩子体重得不到有效的控制时，需要引起家长格外的重视。肥胖和哮喘之间关系的特殊之处在于，肥胖使哮喘症状不容易得到很好的控制，在使用糖皮质激素治疗的过程中容易复发，当哮喘症状加重时还需要启用全身的激素治疗，这必然会影响孩子的生活感受及质量。

当孩子过胖时，胸腹部堆积的脂肪会机械性地作用于肺部，导致孩子的呼吸变快，呼气费力，夜间也会加重睡眠阻塞，从而导致气道高敏反应，甚至诱发哮喘的出现。而且肥胖孩子的促炎症因子会促进炎症发生，自然会导致气道高敏反应的发生。肥胖对孩子的肺功能也会产生负面影响，FEV1和FVC降低，导致呼吸道功能障碍。

由此可见，肥胖会给哮喘造成不良的影响，甚至可能诱发哮喘，所以一定要控制好孩子的体重。

05

中医推拿、艾灸抗过敏

推拿通经络，过敏不再来袭

推拿手法作用于人体体表的相应经络腧穴上，可以改善脏腑功能、增强正气、提高抗病能力。推拿按摩不但可以预防和辅助治疗过敏性疾病，还可以帮助改善过敏体质。

推拿的准备工作

推拿前，父母的双手宜先洗净，剪短指甲，戒指要摘下，避免伤害孩子的肌肤。另外，在孩子的身上涂抹一些痱子粉，以避免损伤孩子柔嫩的肌肤。按摩前最好双手搓热，可提高疗效。

推拿时尽量让孩子采取最舒适的姿势，可减少因不良姿势所引起的酸麻反应。力道不应忽快忽慢，宜平稳、缓慢进行。

按摩结束后让孩子喝适量的温开水，可促进新陈代谢，有排毒的疗效。

父母不可立刻用冷水给孩子洗手和洗脚，一定要用温水将手脚洗净，双脚要注意保暖。

推拿手法

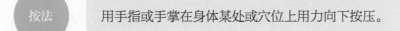

| 按法 | 用手指或手掌在身体某处或穴位上用力向下按压。 |

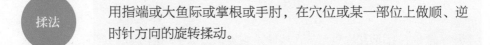

| 揉法 | 用指端或大鱼际或掌根或手肘，在穴位或某一部位上做顺、逆时针方向的旋转揉动。 |

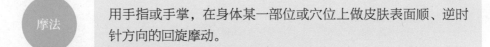

| 摩法 | 用手指或手掌，在身体某一部位或穴位上做皮肤表面顺、逆时针方向的回旋摩动。 |

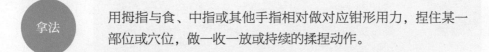

| 拿法 | 用拇指与食、中指或其他手指相对做对应钳形用力，捏住某一部位或穴位，做一收一放或持续的揉捏动作。 |

艾灸温养气血，助力抗过敏

艾灸是采用艾绒制成艾条或艾炷，点燃后在体表的特定穴位熏灼，给人体温热性刺激来防治疾病的一种疗法。艾灸有调节人体免疫的功能，艾灸的许多治疗作用都是通过调节人体免疫功能来实现的，还对局部免疫应答的诱导具有增强作用，增强巨噬细胞的吞噬功能。因此，艾灸疗法对过敏体质的改善、过敏性疾病的防治均有一定的作用。

用于改善过敏体质的艾灸手法

温和灸　施灸者手持点燃的艾条，对准施灸部位，在距皮肤3厘米左右的高度进行固定熏灸，使施灸部位温热而不灼痛，每处需灸5分钟左右。

施灸者手持点燃的艾条，在施灸穴位皮肤的上方约3厘米处，如鸟雀啄食一样做一上一下的活动熏灸，而不固定于一定的高度，每处熏灸3~5分钟。

 施灸者手持燃着的艾条，在施灸部位的上方约3厘米高度，根据病变部位的形状做速度适宜的上下、左右往复移动或反复旋转熏灸，使局部3厘米范围内的皮肤温热而不灼痛。

艾炷直接灸 即把艾炷直接放在皮肤上施灸，以达到防治疾病的目的。

 为间接灸法之一，取厚约0.3厘米的生姜一片，在中心处用针穿刺数孔，上置艾炷放在穴位上施灸。感觉灼热时，可用镊子将姜片向上提起，衬一些纸片或干棉花，放下再灸，或用镊子将姜片提举稍离皮肤，待灼热感缓解后重新放下再灸，直到局部皮肤潮红为止。

过敏体质者艾灸的注意事项

- 对过敏体质的孩子施灸时，应该先在孩子的某处穴位试一下，看其是否会对艾条或艾炷过敏。确定不会过敏后，再施行艾灸法。

- 家长在施灸时要聚精会神，以免烧烫伤孩子的皮肤或损坏衣物。

- 施灸的时间长短应循序渐进，施灸的穴位也应由少至多，热度也是逐渐增加的，应根据患儿具体情况辨别。

百会穴改善过敏引起的头痛

百会位于头顶，人体的最高位置，为手足三阳经、足厥阴肝经与督脉之会穴，是人体阳气最充盛的部位。通过刺激百会穴，可以调动人体百脉，补诸阳而治百病。百会穴有升阳举陷、益气固脱、宁神定志、调补中气的功效，可改善过敏引起的头痛、睡眠质量不佳等问题。

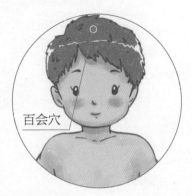

百会穴

定位： 位于人体的头顶正中央，后发际正中之上7寸处。

艾灸方法： 将点燃的艾条在百会穴上方约3厘米处熏灸，家长可将手置于百会穴附近，感到手有灼热感立即把艾条移开，常规施灸10～15分钟。

推拿方法： 手掌按在百会穴，以顺时针方向揉按50圈，再以逆时针方向揉按50圈。

太阳穴宁神醒脑、通络止痛

太阳穴能宁神醒脑、祛风通络、止痛，通过刺激太阳穴，能治疗感冒、头痛等病症，从而减少感冒引发过敏性鼻炎、哮喘等过敏性疾病的可能性，也有助于改善过敏引发的头部不适。

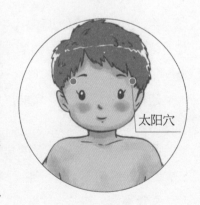

太阳穴

定位： 位于耳郭前面，前额两侧，外眼角延长线的上方。

推拿方法： 用拇指指腹紧贴太阳穴，以顺时针方向揉按30～50次。

迎香穴祛风通窍、理气止痛

迎香穴是手、足阳明经的交会穴，可通调两经经气，疏泻两经风热。春天，花粉散播于空气中，容易刺激小儿鼻咽部和皮肤而产生不同的过敏症状，引起鼻痒、鼻塞、打喷嚏、流清涕等。刺激迎香穴可以有效缓解这些过敏症状。

定位： 位于鼻翼外缘中点旁，当鼻唇沟中。

刮痧方法： 将刮痧板的角部着力于迎香穴，力度轻柔，不出痧，连续刮拭30次。

推拿方法： 用中指指腹直接垂直按压在迎香穴上，先以顺时针方向揉按，再以逆时针方向揉按，各操作2分钟。

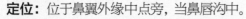
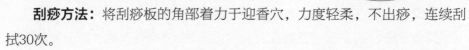

迎香穴

膻中穴宽胸理气、止咳平喘

膻中穴在胸中，属心包之募穴，八会穴之气会。适当刺激小儿膻中穴可起到活血通络、宽胸理气、止咳平喘的作用，能有效改善胸闷、咳嗽、痰喘等过敏症状。

定位： 位于胸部，当前正中线上，平第四肋间，两乳头连线的中点。

刮痧方法： 将刮痧板的角部着力于膻中穴，力度轻柔，不出痧，连续刮拭30次。

艾灸操作： 将艾条对准膻中穴，采用雀啄灸的手法施灸5~8分钟。

推拿操作： 用拇指指腹从膻中穴向两侧分推30~50次，力度适中。

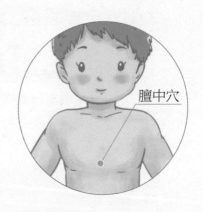

膻中穴

神阙穴培补正气、健运脾胃

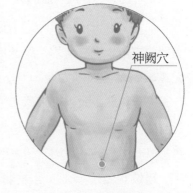

神阙穴

神阙穴具有培补正气、温补元阳、健运脾胃、理气和肠的作用。刺激神阙穴可以治疗肠腑疾病，减少过敏反应的发生。艾灸神阙穴可以营卫通利、健运脾胃，可以帮助脾运不足、身体虚弱、面色苍白、易生病的过敏体质孩子缓解过敏症状，改善过敏体质。

定位：位于腹中部，当脐中央。

艾灸操作：将艾条点燃，在神阙穴上方约3厘米处熏灸，常规施灸5～8分钟。

推拿操作：将手掌搓热后放在神阙穴上，手掌不要紧贴皮肤，在皮肤表面做顺时针回旋性的摩动100次。

曲池穴调理肠胃、祛风止痒

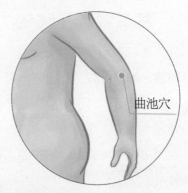

曲池穴

曲池穴可以调理肠胃、固卫解表、祛风止痒、泻热去邪。按摩曲池穴可以疏散风热，通腑排毒。艾灸曲池穴既能清肌肤之热，又消除肠胃湿热。刺激曲池穴对消止过敏所致的瘙痒有奇效，对改善过敏体质有很好的作用。

定位：屈肘，位于肘窝桡侧横纹头至肱骨外上髁中点。

刮痧操作：在穴位上涂抹适量的经络油，用角刮法刮拭曲池穴3～5分钟，可不出痧。

推拿操作：使小儿的手自然平放于身侧，用拇指指腹按压在曲池穴上，以顺时针方向揉按100次。

风池穴升阳祛风、提神醒脑

风池穴位于后颈部，为改善风邪疾患最重要的穴位。中医认为，风邪侵袭人体也会引起过敏，刺激风池穴可以让人体阳气得到提升，去除风邪，改善过敏体质。此外，风池穴还能提神醒脑，对眼部疾病、颈椎病和外感风寒、风邪引发的头痛均有较好的治疗效果。

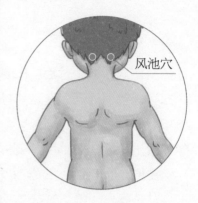

风池穴

定位： 位于项部，当枕骨之下，与风府相平，胸锁乳突肌与斜方肌上端之间的凹陷处。

刮痧方法： 将刮痧板的角部着力于风池穴，施以旋转回环的连续刮拭动作30次，力度轻柔，不出痧。

推拿方法： 用拇指、食指用力提拿风池穴20次，然后再用食指指腹以顺时针的方向揉按风池穴100次。

肺俞穴调补肺气、理气平喘

肺俞穴隶属足太阳膀胱经，为肺脏经气转输之处，为肺之背腧穴，具有宣肺、平喘、理气的作用，易于宣散、卫外通达，为肺的保健穴。经常刺激小儿肺俞穴，可调补肺气，防治肺功能失调所引起的病症，有助于改善过敏体质。

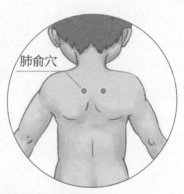

肺俞穴

定位： 位于背部，当第三胸椎棘突下，旁开1.5寸。

艾灸操作： 将艾条点燃，在距肺俞穴约3厘米处施灸10分钟，以灸至局部稍有红晕为度。

推拿操作： 用拇指指腹点按肺俞穴10次，以顺时针方向揉按50次，再以逆时针方向揉按50次。

脾俞穴健脾化湿，改善过敏体质

脾俞穴隶属足太阳膀胱经，内应脾脏，是脾脏的背腧穴。经常刺激小儿脾俞穴有健脾化湿的作用，可增强脾脏的运化功能，促进消化吸收，帮助改善过敏体质。

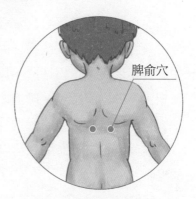

脾俞穴

定位：位于背部，当第十一胸椎棘突下，旁开1.5寸。

艾灸操作：将艾条点燃，在距脾俞穴约3厘米处施灸10分钟，以局部有温热感为度。

推拿操作：用拇指指腹点按脾俞穴10次，再以顺时针方向揉按50次，后以逆时针方向揉按50次。

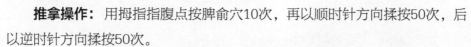

肾俞穴培补肾元，增强体质

肾俞穴隶属足太阳膀胱经，为肾的背腧穴，具有培补肾元的作用。肾主纳气，肾虚则纳气功能减退，摄纳无权，影响呼吸功能。经常刺激小儿肾俞穴有助于肾气的恢复，同时可改善过敏导致的呼吸不畅等呼吸功能障碍。

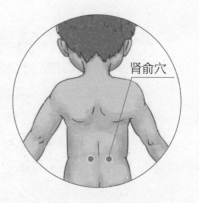

肾俞穴

定位：位于腰部，当第二腰椎棘突下，旁开1.5寸。

艾灸操作：将艾条点燃，在距肾俞穴约3厘米处施灸10分钟，以灸至局部稍有红晕为度。

推拿操作：用拇指指腹点按肾俞穴10次，再以顺时针方向揉按50次，后以逆时针方向揉按50次。

血海穴健脾化湿、调经统血

血海穴能健脾化湿、调经统血，主治湿疹、丹毒等血热型皮肤病。中医认为，过敏主要与风邪有关。根据"治风先治血，血行风自灭"的中医原理，以治血分病见长的血海穴是改善过敏体质的优选。按摩血海穴可以养血消疹；艾灸血海穴可以温通血脉、补益气血。

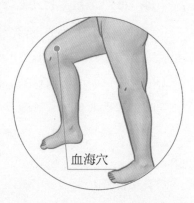

血海穴

定位： 屈膝，位于大腿内侧，髌底内侧端上2寸，当股四头肌内侧头的隆起处。

艾灸操作： 用艾条温和灸血海穴5～10分钟。

推拿操作： 用拇指按揉血海穴100～200次。

足三里穴通经活络、扶正祛邪

足三里穴为足阳明胃经之合穴，"合治内腑"，凡六腑之病皆可用之。按摩足三里穴可以通经活络、扶正祛邪、增强抗病能力；艾灸足三里穴可以调理脾胃、补中益气。经常刺激该穴，有助于调节机体免疫力，改善过敏体质，对小儿健康成长大有裨益。

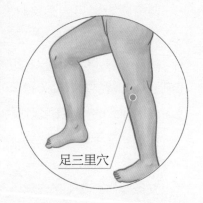

足三里穴

定位： 位于小腿前外侧，当犊鼻下3寸，距胫骨前缘一横指（中指）处。

艾灸操作： 将点燃的艾条悬于足三里穴上，用雀啄法施灸10分钟，以局部出现红晕为度。

推拿操作： 用拇指指腹用力按压足三里穴1次，然后以顺时针方向揉按3次，操作3分钟。

坚持运动增强体质，预防过敏

对过敏体质者来说，让身体机能和器官维持在平衡状态是很重要的。如果身体本身足够健康，能适应过敏，就算接触到过敏原，也具有一定的抑制作用，可大大减少过敏的发生概率。因此，过敏体质的宝宝可以通过运动来增强或改善体质。

每天运动 1 小时

孩子小，免疫力低，抵抗力弱，易过敏。尤其在春、秋、冬季，孩子的过敏现象频繁。为让孩子少受罪、少过敏，家长应该要相应地采取一些措施，而运动便是一个很好的选择。运动能帮助孩子提高免疫力，增强抵抗力，使其少过敏。但对易过敏人群而言，锻炼不当反而会加重过敏。所以家长应注意以下两点：

运动的合理时间

孩子的运动时间不宜过长，如果运动时间太长，体内水分流失快，孩子容易口渴，感觉也比较累。但是运动时间也不宜过短，运动时间过短则效果不明显。建议每天室内或户外运动宜在1小时左右，运动前喝一杯水，缓解运动后水分流失过快，而且运动完后也不要立即喝水，过几分钟再喝。如果在运动的过程中感到口渴，可以适当喝点水，但不能一口气喝太多。

室内运动，家长可选择几个简单易学的动作，比如基础瑜伽、体操等；户外运动，家长可选择散步、慢跑、爬山等，但是应该尽量避免湿花香浓等容易引发孩子过敏的地方。

生命在于运动，但运动要适度，否则有损健康。如果一个人的运动量超过了自身生理条件所能承受的能力时，不仅起不到强体健身效果，反而会对身体健康造成危害。因为人在激烈运动时，大量出汗，毛孔扩张，精气神会趁机"溜走"，细菌也便有了"入侵通道"，加上人在运动完后身体易受凉，容易感冒，可能诱发呼吸道疾病，或引起红斑、发痒等过敏症状，还有可能导致肌肉和关节的损伤，甚至使体质变弱。所以，孩子在运动时要适度，要尽量避免大量出汗。医学研究显示，适度、轻量运动能使人心情愉快，精神振奋，缓解紧张，消除疲劳，增强心肺功能，促进血液循环，更有利于身心健康。

散步促进血液循环，增强体质

步行时，两足交替移动，能锻炼肌肉、活动筋骨、强健腿足、促进血液循环，对改善孩子的过敏体质有一定的帮助。家长带着孩子外出散步时，要注意以下几点：

- 散步时间以饭后为宜。饭后适当静坐，闭目养神30分钟后再出去散步比较合适。睡觉前两小时是不宜外出散步的。
- 家长带孩子到户外散步前要准备好相应的防敏措施，因为宝宝可能会吸入花粉等过敏原而诱发过敏，也可能会因蚊虫叮咬而发生过敏，甚至有的孩子还会对紫外线过敏。

慢跑增强呼吸功能，预防鼻过敏

慢跑可以增强呼吸功能，使肺活量增加，提高人体通气和换气的功能，促进血液循环，使鼻甲及鼻腔鼻窦黏膜收缩，以利鼻腔通气和引流，有助于改善过敏引发的流涕、鼻塞等各种鼻部症状，长期坚持可增强体质。家长根据宝宝的体质，或与医生综合评估后，可选择慢跑来增强宝宝体质、改善过敏体质。过敏体质的宝宝在跑步时，应避开过敏原弥散的时间或季节。

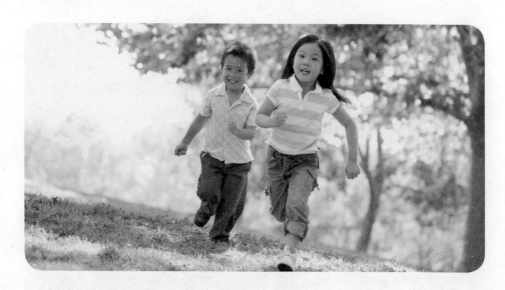

游泳增加肺活量，增强免疫力

游泳可以锻炼孩子全身的各个部位，增加肺活量，而游泳池内水温比较低，通过冷水的刺激也可以提高身体的耐寒能力，以此达到增强体质的效果。此外，游泳时，水对肌肤、汗腺和脂肪腺进行冲刷，不仅促进了血液循环，使皮肤光滑有弹性，还大大降低了汗液中盐分对皮肤的刺激，这些都有助于减少过敏的发生概率。家长一定要选择卫生条件较好和换水率高的游泳场地，以免因水质的问题引发孩子的过敏反应。

家长可以让孩子先在岸边学习蛙泳的手部动作：双手合并到胸前，自然前伸，手掌张开、掌心向下，手肘伸直，掌心由向下慢慢转为向外，手掌倾斜大约45°角,边转手掌边将全臂向外斜下方推开。当手臂张开大概45°角的时候,手腕开始弯曲,掌心由外向内,手臂带动手肘加速向内划。最终将手肘收置于腋下,双臂贴紧身体,掌心也同时由外向上(朝向胸部),置于头部前下方位置。重新开始下一轮动作,反复练习。待动作熟练后,将孩子放在水中的塑料泡沫垫上,以适应水中环境。当前两项的基础打好后, 就可以在水浅处练习游泳,但腰部应放置游泳圈。孩子学会后可每周游泳2次,每次10~15分钟即可。在下水前需注意水温,避免孩子在非游泳馆内下水游泳。

跟孩子一起踢球,增强孩子抵抗力

踢球是一项体育运动,也可以作为孩子锻炼身体和耐力的一项活动。它不仅仅能够带给孩子快乐,也能让孩子的身心更加健康。但是在婴儿时期,宝宝更多的是倾向于观察球,宝宝可以用球玩多种多样的游戏,或者对它又啃又咬,通过这些方式来认识球的形状、颜色、气味以及触感。而2~3岁的宝宝已经可以开始接触踢足球了,这也是多数孩子非常喜欢的游戏。家长跟孩子在踢球时不仅可以增进亲子情感,同时也可为孩子增强身体素质、提高免疫力、减少生病打下良好的基础。

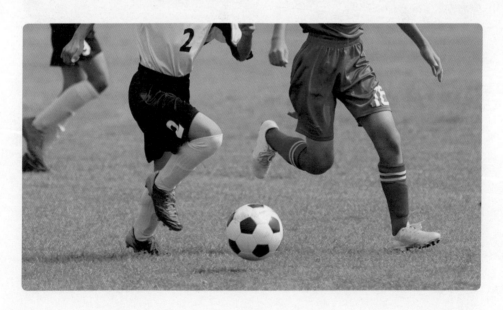

踢大塑料球	踢固定的大塑料球时，将球固定在场地上，让宝宝助跑几步，然后用脚向前踢球。踢滚来的大塑料球时，家长将球滚向宝宝，让宝宝原地或助跑几步踢滚来的球。
踢装在网袋中的球	孩子比较小时，将球装在网袋中，家长手拎着网袋，球稍稍离开地面，让孩子原地或助跑几步踢球。待孩子大一点后，孩子自己用手拎着装在网袋里的球，用脚连续不断地踢，力量不宜太大，可以单脚连续踢，也可两脚交替踢，以踢的次数多为好。
抢球	家长用脚做各种控球动作，宝宝用脚踢家长脚下的球，以宝宝踢到球为胜。抢球时，宝宝可以用身体挤撞家长。
用脚运球	家长让宝宝沿着长方形、圆形或三角形的边线用脚不断地触球，一脚连续或两脚交替均可。脚触球的力量小些，边跑边运球。以触球的次数多为好。

跳跃促进心肺功能

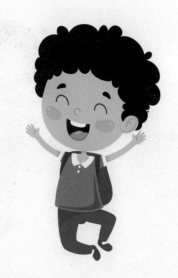

双脚跳跃，每次向上跳跃5～7秒，10次为一组，每组间隔4～5分钟。要尽量使身体处于较大程度的伸展状态。另外可带孩子多参加篮球运动，抢球和扣球时一定要奋力跳跃，积极争夺每一个高点球。

教孩子跳绳，促进新陈代谢

跳绳是简便易行的一项运动，尤其适合于冬天。跳绳不仅能够发展孩子动作的协调能力，增大肺活量，还能加快胃肠蠕动和血液循环，促进机体的新陈代谢，有利于孩子的健康成长。因为跳绳不但需要身体各部位动作的协调配合，还需要良好的节奏感，因此家长在教孩子跳绳时需要分步训练，步骤如下：

- 先让孩子一边拍手一边跳，然后让孩子随着节奏跳。
- 孩子仍空着双手，按照在第一步训练中已熟悉的节奏，双臂和双脚模仿跳绳的动作。
- 单手拿绳（握住跳绳的两头），按正常的节奏模仿跳绳动作。
  左手、右手交替拿绳，要求绳落地时双脚跳动。
- 双手拿绳，做实际练习。

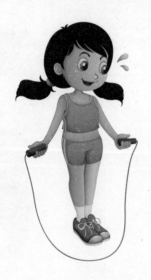
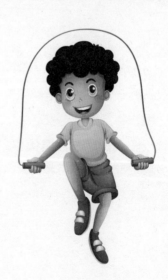